AF501500

1117

LA MÉDECINE DE VÉNUS SANS LE MÉDECIN,

Pour la guérison prompte et radicale de la SYPHILIS ou *Maladies secrètes*, indiquant les moyens de les reconnaître toutes par leurs divers symptômes, de s'en guérir soi-même dans le plus grand secret, sans se déranger de ses occupations et même en voyageant, à l'aide des remèdes doux, sûrs et aussi infaillibles que peu coûteux;

PAR MOREL (DE RUBEMPRÉ),

Docteur-Médecin de la Faculté de Paris, Membre de plusieurs Sociétés savantes, auteur de la VÉRITABLE MÉDECINE SANS MÉDECIN, etc., etc., etc.

SECONDE ÉDITION,

Entièrement refondue, plus à la portée des gens du monde que la précédente;

AUGMENTÉE

De détails aussi intéressans qu'utiles; de l'indication des moyens les plus propres à guérir promptement les teignes, la gale, les dartres et certains animaux parasytes; d'un Formulaire où l'on trouve la manière de préparer les médicamens propres à se guérir, les doses selon le degré de la maladie, son ancienneté, l'âge, le tempérament et le sexe; enfin un Dictionnaire explicatif des termes techniques qu'on n'a pu se dispenser d'employer dans l'ouvrage.

PARIS.

LIBRAIRIE FRANÇAISE ET ÉTRANGÈRE,
Palais-Royal, Galerie de Pierre, nos. 185 et 186,
au coin du Passage Valois.

1828.

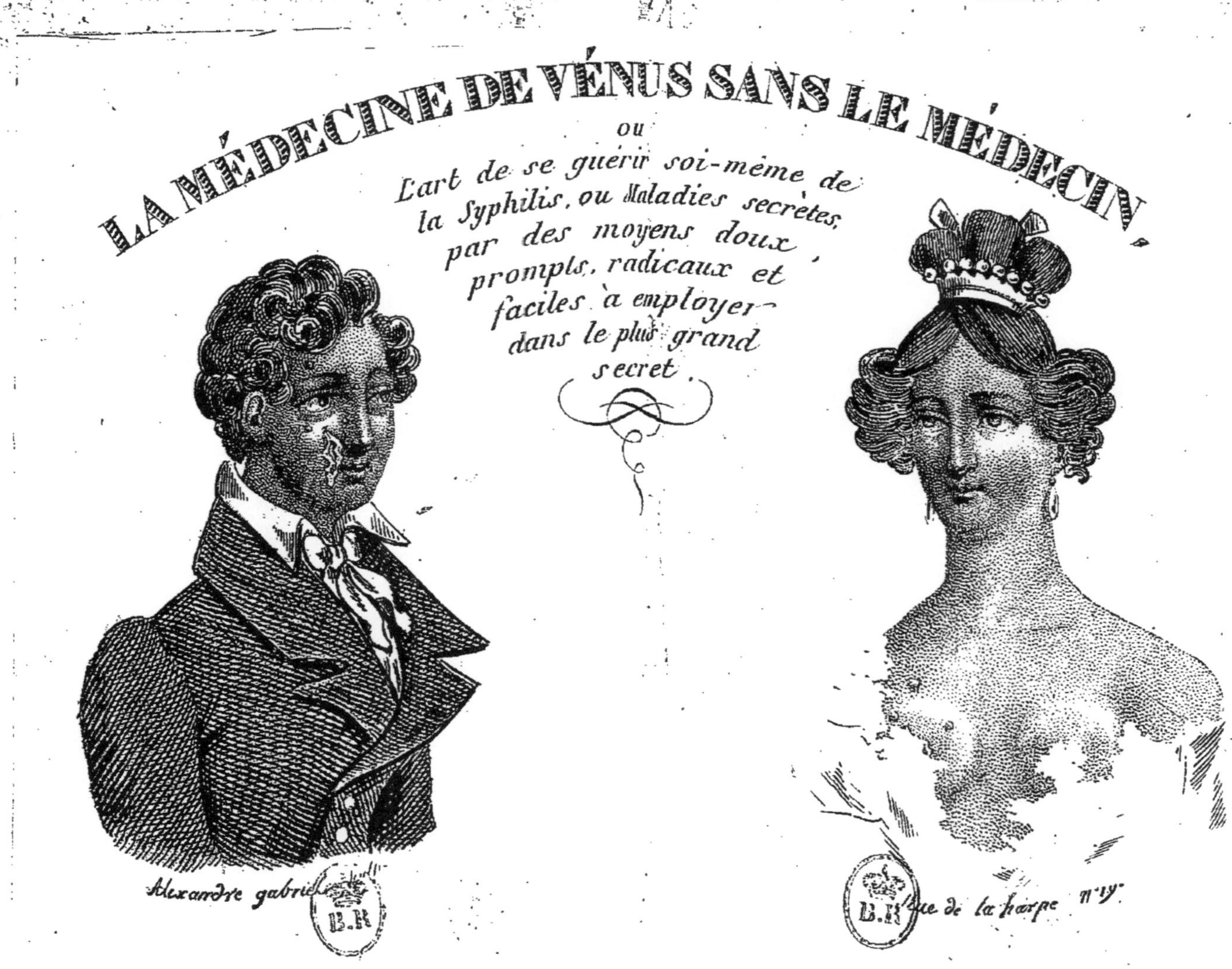
LA MÉDECINE DE VÉNUS SANS LE MÉDECIN,
ou
L'art de se guérir soi-même de
la Syphilis, ou Maladies secrètes,
par des moyens doux,
prompts, radicaux et
faciles à employer
dans le plus grand
secret.
Alexandre gabriel
B.R
B.R
rue de la harpe n° 19.

LA
MÉDECINE
DE VÉNUS
SANS LE MÉDECIN.

LA MÉDECINE DE VÉNUS SANS LE MÉDECIN,

Pour la guérison prompte et radicale de la SYPHILIS ou *Maladies secrètes*, indiquant les moyens de les reconnaître toutes par leurs divers symptômes, de s'en guérir soi-même dans le plus grand secret, sans se déranger de ses occupations et même en voyageant, à l'aide de remèdes doux, sûrs et aussi infaillibles que peu coûteux ;

PAR MOREL (DE RUBEMPRÉ),

DOCTEUR-MÉDECIN DE LA FACULTÉ DE PARIS, MEMBRE DE PLUSIEURS SOCIÉTÉS SAVANTES, AUTEUR DE LA *Véritable Médecine sans Médecin*, etc., etc.

Seconde édition entièrement refondue, plus à la portée des gens du monde que la précédente ; augmentée de détails aussi intéressans qu'utiles ; de l'indication des moyens les plus propres à guérir promptement les teignes, la gale, les dartres et certains animaux parasytes ; d'un Formulaire où l'on trouve la manière de préparer les médicamens propres à se guérir, les doses, selon le degré de la maladie, son ancienneté, l'âge, le tempérament et le sexe ; enfin d'un Dictionnaire explicatif des termes techniques qu'on n'a pu se dispenser d'employer dans l'ouvrage.

PARIS,

A LA LIBRAIRIE FRANÇAISE ET ÉTRANGÈRE,
Palais-Royal, galerie de Bois, n°. 233.

1828.

Le Docteur MOREL demeure rue St.-Martin, n°. 34, et rue St.-Merry, n°. 46 (maison et passage Jabac), où son CABINET DE CONSULTATIONS est ouvert tous les jours de 9 à 5 heures.

DÉDICACE.

AUX

MANES

DE

CULLERIER.

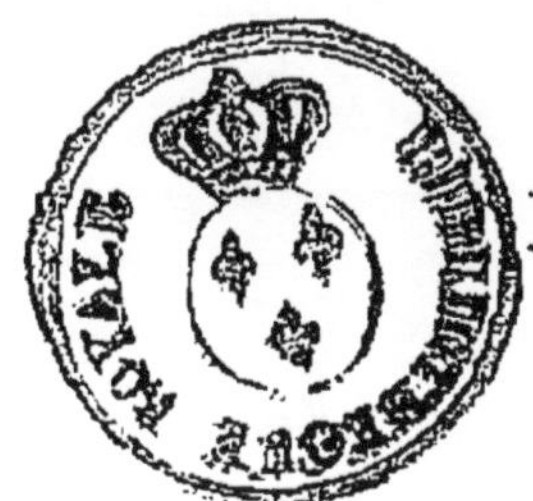

HOMMAGE

AU

MÉRITE.

Morel,

D. M. P.

METZ. — Imprimerie d'E. HADAMARD.

PRÉFACE.

PARMI l'attirail des maux et des infirmités de tous genres auxquels la nature soumit notre frêle existence, la *syphilis*, ou *maladie vénérienne*, est sans contredit, la plaie la plus redoutable et la plus féconde en résultats fâcheux. Que de désordres, en effet, ne peut point déterminer dans tous les organes, ce poison destructeur de nos plus douces voluptés ! Des difformités, de nombreuses maladies chroniques et incurables, l'impuissance génitale, une progéniture chétive, la détérioration de la constitution, et même la mort : tels sont les effets trop communs de ce funeste présent de Christophe Colomb.

Autant est affreux le mal qui nous occupe, autant il est généralement répandu : le manque de connaissances médicales nécessaires pour reconnaître l'existence ou la non existence de cette maladie dans les personnes auxquelles nous nous livrons, l'apparence de fraîcheur et de santé qu'offrent souvent certains individus complettement infectés du virus vénérien, les nombreuses formes que peut revêtir ce véritable Protée, la fausse honte qui s'oppose souvent à un aveu salutaire, l'attrait irrésistible d'un sexe ardemment souhaité et les nombreuses voies par lesquelles la syphilis peut se communiquer d'une personne à une autre, sont autant de circonstances qui nous rendent raison de la fréquence étonnante du mal vénérien.

S'il est vrai, comme l'a dit Hippocrate, que la connaissance de l'art médicale intéresse tous les hommes, et qu'elle ne doive pas faire le domaine exclusif d'un seul corps social, combien cette vérité ne devient-elle pas évidente pou la maladie qui fait le sujet de notre traité! Éclairés par la connaissance des symptômes de cette affection, combien ne serait-il pas facile aux gens du monde d'éviter ou de guérir un mal dont ils ne peuvent se garder, faute des données nécessaires pour en pouvoir constater l'existence.

Le beau coloris du visage, le teint vermeil de la peau, l'air de fraîcheur et de santé, est souvent ce qui frappe surtout les regards des personnes non initiées dans les sciences médicales, lorsqu'elles veulent prononcer si un individu est sain ou infecté du mal syphilitique. Mais combien ces apparences sont susceptible d'induire en erreur ! Les progrè du mal ne sont pas toujours tels que le virus puisse exercer so action sur la totalité du corps , et il nous est arrivé plus d'une fois de rencontrer chez des personnes en apparence les plus saines et les mieux portantes des ulcères vénériens de nature rongeante , lesquels avaient désorganisé une grande portion du membre génital, de la vulve, etc., etc. C'est ainsi que les animaux vénimeux se cachent quelquefois sous les plus belles fleurs !

Quoi de plus capable d'en imposer aux personnes même les plus habiles que les nombreux déguisemens que peut prendre le virus vénérien ! C'est ainsi qu'il sait revêtir tour-à-tour les différentes formes d'un simple échauffement dans les organes destinés à préparer l'urine et à la chasser au dehors, d'un abcès, d'un dévoiement blanc, de fleurs blanches, de crevasses ou fissures aux pieds et aux mains, de boutons, d'excroissances de chair, d'écrouelles, de scorbut, de violentes douleurs de tête, de rhumatismes, de dartres, de gale, de teigne, de phthisie pulmonaire, etc., etc. *Varios mutans vultus.*

Quoique le mal vénérien puisse se transmettre par un très-grand nombre de moyens des plus innocens, et qu'il soit loin d'être constamment le fruit de la débauche et du libertinage, il est toujours aux yeux du public injuste, une maladie aussi honteuse que hideuse. Aussi, que de personnes ne se déterminent à aller consulter l'homme de l'art que quand elle a poussé de profondes racines et causé les ravages les plus affreux! Cependant les désirs amoureux ne s'en font pas de moins sentir : que dis-je? il ne sont même que trop souvent exaspérés par l'action du virus sur l'appareil génital, et la maladie est alors des plus susceptibles de se communiquer par le moindre commerce sexuel.

La certitude d'un mal conta gieux dans un sexe ardemmen souhaité, est loin d'être toujour un obstacle à la satisfaction de no désirs. En effet ; l'aiguillon d l'amour est si puissant, il nou entraîne vers l'objet appété d'un manière si impérieuse que l'on doi peu s'étonner de voir journellement des affamés de volupté caresser avec ivresse des personnes dans lesquelles ils soupçonnent et même reconnaissent l'existence d'une maladie terrible qu'ils vont nécessairement contracter.

Le repos, et pour ainsi dire, l'oisiveté qui a succédé aux grands événemens dont l'Europe entière, et notamment la France avaient été le théâtre depuis plus de trente ans; la langueur du commerce et le malaise général qui en résulte, malaise qui devient un obstacle invincible au mariage pour une foule d'individus qui ne peuvent espérer de vivre heureux qu'autant qu'ils n'auront à songer qu'à leur seule personne; le retour parmi nous, de tant de milliers de soldats dans le cœur desquels l'amour de la gloire a été loin d'éteindre celui du sexe aimable; les différens genres de femmes que ces braves défenseurs de la patrie étaient souvent nécessités de caresser pendant leurs campagnes ; l'art de dompter les rigueurs du sexe qu'ils surent acquérir avec celui de vaincre les ennemis de la France ; les dépôts infects que nous laissèrent nos *Alliés* pendant leur trop long séjour dans notre beau pays ; les germes de corruption que sèment dans les cœurs, des sectes ennemis du repos public et du bonheur des Français; les corrupteurs de tout sexe qui tendent partout des pièges à la vertu et à l'innocence, surtout dans la capitale et les grandes villes, sont autant de raisons qui nous expliquent le comble du libertinage actuel, ainsi que la fréquence du mal qui nous occupe.

Enfin, quoi de plus capable de nous rendre raison de la foule innombrable de personnes maltraitées par la maladie vénérienne que le grand nombre des voies par lesquelles peut se transmettre le virus qui occasionne cette maladie? Le travail reproducteur est loin d'être l'unique moyen de propagation de cette sorte de venin: l'enfant peu en être pénétré dès l'instant même de sa création; le nourisson et la nourrice peuvent se le transmettre réciproquement; des baisers lascifs peuvent le communiquer; il peut résulter des contacts les plus innocens, etc., etc.

D'après cet aperçu sur le mode d'agir et sur les différentes voies de communication du virus syphilitique, il est facile de sentir que la maladie vénérienne est loin d'être toujours le fruit de la débauche, qu'elle peut se manifester chez les hommes de la plus sévère chasteté, et que nul n'est certain de n'avoir pas en lui un principe de vérole, lequel décèlera tôt ou tard son existence par des symptômes plus ou moins alarmans. Dès lors on conçoit combien il importe à qui que ce soit d'acquérir une notion plus ou moins complète de la maladie qui fait le sujet de notre Ouvrage, et qu'il serait plus que ridicule de rougir de faire figurer dans sa bibliothèque un Traité sur la maladie vénérienne.

Tel est le plan que nous avons adopté dans l'histoire de la syphilis: *après avoir défini la maladie, parlé du principe qui la constitue, rapporté les opinions diverses des auteurs sur son origine en Europe, fait connaître ses différentes espèces, énuméré les nom-*

breux moyens de transmission du virus syphilitique, exposé son traitement en général par les mercuriaux et autres moyens hygiéniques, pharmaceutiques et chirurgicaux, nous avons abordé l'histoire particulière des diverses formes sous lesquelles le virus décèle son existence, ainsi que le traitement spécial qui leur convient. Enfin, nous terminons par l'exposition des moyens les plus efficaces pour guérir les dartres, les teignes, et détruire certains animaux parasytes.

Notre Ouvrage pourra être utile aux médecins et surtout à ceux qui débutent dans l'art de guérir, en ce que nous avons été guidés par l'expérience et les vrais principes de la médecine, et que nous n'avons presque toujours été que l'écho des grands praticiens et surtout des célèbres professeurs de la Faculté de Paris ; il le sera aux personnes non initiées dans les sciences médicales, en ce qu'évitant les termes barbares de la médecine, nous avons parlé un langage simple et susceptible d'être compris par tout lecteur, et que, d'ailleurs, nous avons donné, pour celles-ci, un Dictionnaire explicatif des termes techniques que nous avons été forcés d'employer.

L'accueil favorable que le public fit à la 1re. édition de cet ouvrage, son prompt débit, le parti que nous avons su tirer des conseils des hommes les plus marquans de l'art médical, les soins que nous avons pris de rendre notre traité encore plus intelligible pour tout lecteur, les nouvelles observations que nous avons encore recueillies depuis l'an 1825 par notre nombreuse pratique dans le traitement des maladies vénériennes, sont autant de raisons qui nous font espérer un nouveau succès pour cette seconde édition, et conséquemment la consolante satisfaction de nous rendre de nouveau utile à nos semblables, seul but de toutes nos études et de tous nos travaux.

CONSIDÉRATIONS GÉNÉRALES SUR LA SYPHILIS.

La syphilis, maladie essentiellement contagieuse, consiste en un *virus* qui, transmis, par une communication quelconque d'un individu à un autre, détermine dans celui-ci des symptômes analogues à ceux dont le premier était affecté, tels que *gonorrhée*, *chancres*, *bubons*, *pustules*, *excroissances* ou *végétations*, *douleurs ostéocopes*, *exostoses*, *caries*, *nécroses*, etc., etc., affections que nous allons toutes examiner séparément dans cet opuscule.

La plupart des lexicographes font dériver le mot *syphilis* de *philein*, aimer, et de *sus*, porc, amour du porc; d'autres, de *siphlos*, sale, honteux.

Les divers noms sous lesquels on désigne la syphilis, sont: *vérole*, *maladie vénérienne*, *mal de Naples*, *mal français*; et en latin, *lues Veneris*, mal, châtiment de Vénus.

Le mot *virus* est un terme latin qui signifie poison. L'on entend par virus, des fluides très-subtils, inappréciables à la vue, connus seulement par leurs effets morbides, et qui, transmis d'une personne à une autre, déterminent dans la seconde des affections semblables à celles qu'ils produisaient dans la première. Ainsi, l'on appelle *virus syphilitique* la cause déterminante de la syphilis; *virus rabiétique*, celle de la rage, *virus variolique*, celle de la petite vérole, etc.

Il ne faut pas confondre le virus avec le venin : le premier est une production morbide; le second est un liquide sécrété, dans l'état de santé, par certains animaux, comme le *serpent à sonnettes*, la *vipère*, le *scorpion*, etc., déposé dans un réservoir particulier et servant à leur défense.

Quelques auteurs anciens et modernes ont voulu jeter des doutes sur l'existence d'un virus dans la maladie vénérienne. Ils la faisaient consister en une inflammation particulière se portant tantôt sur une partie, tantôt sur une autre, selon sa plus ou moins grande susceptibilité à s'enflammer. Mais, pour peu qu'on veuille réfléchir sur le mode d'agir de ce mal, l'on sentira facilement combien cette opinion est erronée. Il nous suffira, pour démontrer son existence, de citer quelques observations recueillies par feu Cullerier, médecin en chef du fameux hospice des vénériens de Paris, par M. Lagneau, etc., et par nous-même. En médecine, comme dans les autres sciences naturelles, c'est dans l'observation et les faits seuls que l'on peut espérer de trouver la vérité.

(Voyez ces observations à la sectio *Blennorrhagie.*)

L'opinion des auteurs sur l'origine d la maladie vénérienne en Europe est très partagée. Il ne nous appartient pas d décider une question sur laquelle se son différemment prononcés des auteurs éga lement recommandables, et nous allons nous contenter de relater à ce sujet les hypothèses qui comptent le plus de probabilités en leur faveur.

Plusieurs écrivains des 15e et 16e. siècles pensent que cette maladie n'est qu'une dégénérescence de la lèpre et de diverses autres affections cutanées (maladies de la peau), qui désolèrent l'Europe depuis le 4e. jusqu'au 15e. siècle. Cette opinion compte en sa faveur *Aquilanus*, *Gardane*, *Gruner*, *Henster*, *Lagneau*, *Larrey*, *Peronetti*, *Sanchez*, *Springel*, etc. *Aquilanus* émit en 1499 l'opinion que l'éléphantiasis et la maladie qui nous occupe étaient parfaitement identiques. D'après l'avis des voyageurs, l'espèce de lèpre, connue dans l'Inde sous le nom de Khorah y est fréquemment la suite de la syphilis. M. le baron *Larrey* observa également en Egypte que la syphilis y devenait fort souvent une véritable dégénérescence de la lèpre des habitans de ce pays.

Quelques auteurs crurent au développement spontané de cette maladie. En faveur de cette opinion, ils citent l'exemple du Scherliévo, maladie qui présente la plus grande analogie avec la syphilis, tant sous le rapport de la contagion que sous celui de la gravité des symptômes, laquelle s'est déclarée en Dalmatie, il y a environ trente ans, et de la maladie de St.-Paul, affection de même nature, qui se manifesta aussi spontanément au Canada, vers l'an 1750.

Un petit nombre de personnes l'attribuent à un commerce impur de l'homme avec les animaux; mais l'esprit humain se refuse tellement à croire à une telle corruption que nous devons rejeter cette hypothèse comme la moins probable de toutes.

Astruc, *Bell*, *Freind*, *Girtanner*, professent l'opinion que l'existence de la syphilis en Europe ne date que de la conquête du Nouveau-Monde, par Christophe Colomb (en 1492). L'on objecte à cette hypothèse, 1°. que *Sanchez*, *Thomas*, *Gascoigne* et autres auteurs recommandables avaient décrit avant cette époque, des symptômes parfaitement semblables à ceux qui caractérisent aujourd'hui la syphilis ; 2°. qu'en 1430 furent rédigés à Londres, des statuts qui interdisaient le commerce sexuel aux femmes affectées de l'*arsure* (nefanda infirmitas), laquelle n'est rien autre chose que la blennorrhagie de nos jours ; 3°. qu'en 1347, Jeanne Iere, reine des Deux-Siciles et comtesse de Provence, ordonna l'établissement d'une maison de santé à Avignon, avec l'ordre aux médecins de *visiter souvent les courtisanes*, *et de renfermer celles qui sont infectées*, *pour les empécher de communiquer du mal à la jeunesse.*

Quoiqu'il en soit de ces objections, l'on ne peut contester que la syphilis, en supposant son existence bien antérieure au retour de Christophe Colomb, ne se soit montrée à cette époque avec une violence et une contagion jusques-là inconnues. L'on sait que ses ravages devinrent alors si effrayans que les différentes classes de la société la regardèrent comme un fléau du ciel et que des prières publiques furent presque généralement ordonnées en Europe, particulièrement en France et en Italie.

Partageant le sentiment d'*Astruc* et de l'immense majorité des auteurs, nous regardons la syphilis actuelle comme consistant en un virus, sinon tout-à-fait différent de celui qui existait antérieurement en Europe, du moins incomparablement plus contagieux et plus funeste dans ses résultats, lequel nous fut apporté d'Amérique par le fameux navigateur génois. Le coup-d'œil que nous allons jeter sur la marche progressive de cette affection dans les différentes régions de notre continent, ne servira qu'à nous confirmer dans cette opinion.

Christophe Colomb, à son retour d'Amérique, avait à peine séjourné quelques semaines à Naples, que l'on vit la syphilis se propager dans le royaume des Deux-Siciles avec une rapidité effrayante, et accompagnée des symptômes les plus hideux et les plus destructeurs. Les troupes de Charles VIII, roi de France, qui, comme l'on sait, alla faire la conquête de ce pays, s'en trouvèrent généralement affectées après quatre mois seulement de séjour dans cette contrée. Le roi, après sa rapide conquête, ayant dirigé sa marche vers la partie septentrionale de l'Italie, où son armée séjourna quelque tems, répandit rapidement cette contagion parmi les Italiens, lesquels lui donnaient le nom de *mal des Français*, tandis que ceux-ci la désignaient sous celui de *mal Napolitain*.

Après cette expédition, la syphilis se répandit promptement dans les différentes contrées de l'Europe : les Français, les Suisses et les Allemands qui servaient dans les rangs des Français, ainsi que les Espagnols, qui étaient venus au secours des Napolitains, la propagèrent dans leur patrie, avec toutes ses horreurs primitives.

Les liaisons politiques et commerciales qu'entretenait la France avec l'Ecosse, facilitèrent la prompte introduction de ce mal dans ce dernier pays et en Angleterre, tandis que les Espagnols la communiquaient avec la même rapidité au Portugal et aux Pays-Bas. Les mêmes relations établies entre l'Allemagne et la Russie nous expliquent également le passage ultérieur de ce mal dans les vastes états de Pierre-le-Grand. L'Afrique le reçut des Juifs, lors de leur expulsion d'Espagne.

L'Asie ne tarda pas à se voir également infectée de ce funeste fléau, d'une part, par les relations commerciales que les Turcs entretenaient avec les différens ports de la mer Méditerranée, et de l'autre, par la domination du Portugal, alors l'Éole des mers sur toutes les contrées des Indes orientales.

Différentes espèces de syphilis.

Mis en contact avec une partie quelconque du corps, le virus syphilitique a un quadruple mode d'action :

1°. Il peut n'exercer qu'une action immédiate et unique sur la partie, et y déterminer diverses altérations, comme un chancre, une blennorrhagie, etc. (*Syphilis locale*, *primitive*, *idiopathique*.)

2°. D'autres fois, le virus n'exerce aucune action sur la partie avec laquelle il est primitivement mis en contact. Porté incontinent dans le torrent de la circulation par les vaisseaux absorbans, il est secondairement déposé dans les diverses parties du corps, où sa présence détermine différentes altérations, comme exostoses, caries, etc. (*Syphilis primitivement constitutionnelle ou générale.*)

3°. Dans d'autres cas, le principe contagieux, après avoir déterminé des effets locaux dans la partie où il fut d'abord déposé, est porté dans le torrent de la circulation, et produit dans l'économie les mêmes effets que dans le cas précédent. (*Syphilis secondairement constitutionnelle.*)

4°. Le virus enfin peut agir simultanément en partie localement et en partie par absorption. (*Syphilis locale et générale simultanées.*)

Quoique le raisonnement nous démontre que tel doit être nécessairement le mode d'action du virus syphilitique, nous ne diviserons, avec les autres auteurs, cette affection qu'en *locale* ou *primitive* et en *générale* ou *constitutionnelle.*

L'on sent de quelle importance est la connaissance des diverses espèces de syphilis, puisque c'est sur elle que repose la distinction importante du traitement de cette maladie en *local ou général*, ou bien en *local et général.*

Moyens de transmission du virus syphilitique.

Les moyens par lesquels se transmet le plus ordinairement le virus syphilitique, sont :

1°. Le coït, ou commerce sexuel ;

2°. Les embrassemens sur les lèvres, les yeux, et toute autre partie du corps dépourvue d'épiderme ;

3°. L'introduction du pénis dans la bouche et le rectum ;

4°. Les titillations du clitoris avec la langue ;

5°. La succion de solutions de continuité vénériennes ;

6°. De la liqueur blennorrhagique, ou quelque liquide purulent sorti d'un ulcère vénérien, d'un bubon en suppuration, d'une carie, etc., mis en contact avec une partie quelconque du corps privée naturellement ou accidentellement d'épiderme.

Ainsi, un médecin, une sage-femme contractent la syphilis en touchant d'un doigt tant soit peu excorié, une femme qui en est affectée. C'est ainsi que l'on vit cette fameuse accoucheuse de Londres donner la maladie vénérienne à plusieurs centaines de femmes en couches, pour les avoir touchées d'un doigt dont le sommet offrait un ulcère syphilitique, qu'elle avait gagné en touchant une femme malsaine, de ce même doigt légèrement excorié. Ainsi encore, si, après avoir pansé une affection vénérienne en suppuration, on porte la main, sans la laver ou sans l'essuyer, à la bouche ou aux yeux, l'on contracte la maladie;

7°. L'origine de parens vérolés. Dans ce cas, le virus paraît au dehors, tantôt au moment même de la naissance, tantôt plusieurs mois et même plusieurs années après.

8°. Le nourrisson et la nourrice peuvent se transmettre réciproquement la syphilis;

9°. Tout corps étranger souillé du virus

syphilitique peut transmettre la maladie vénérienne, lorsqu'il est mis en contract avec une partie quelconque du corps capable de transmettre le virus. C'est ainsi que le patron dont parle l'auteur de la *Nosographie chirurgicale*, contracta une maladie vénérienne intense, dont il faillit promptement mourir, seulement pour avoir mis dans la bouche la plume de son commis, qui venait de la retirer de la sienne infectée d'ulcères syphilitiques.

10°. Enfin, quelques auteurs prétendent que le virus syphilitique peut être absorbé à travers la peau même non dépourvue d'épiderme. Cette opinion, très-admissible pour le fœtus et l'enfant naissant, est loin de paraître telle pour les âges suivans.

Durée de la syphilis.

La syphilis, abandonnée à elle-même, a une durée illimitée. Les symptômes s'aggravent, de nouveaux accidens viennent s'ajouter aux premiers, la santé se détériore, et la mort peut en être le résultat fâcheux, par la gangrène des bubons, les progrès des ulcères, des caries, etc. Dans certains cas, les symptômes disparaissent spontanément et laissent le malade dans une sécurité trompeuse sur son état. Tôt ou tard, en effet, le virus syphilitique décèle son existence par des symptômes et plus graves et plus rebelles à tout traitement méthodique.

Traitement de la syphilis en général.

Les moyens par lesquels on combat la maladie vénérienne sont hygiéniques, pharmaceutiques et chirurgicaux.

1°. MOYENS HYGIÉNIQUES.

Ces moyens sont en général :

a. Un régime médiocrement sévère.

b. Température la moins froide possible.

c. Privation de tous alimens de haut goût et de toutes boissons excitantes.

d. Diminuer, par la saignée ou tout autre moyen expoliatif, les forces d'un sujet sanguin et pléthorique.

e. Relever, par un régime analeptique, les forces d'un sujet dont la faiblesse ne lui permettrait pas de résister à un traitement complet et suffisamment sévère.

f. S'abstenir des plaisirs de l'amour.

g. Vivre dans une parfaite tranquillité d'âme.

2°. MOYENS PHARMACEUTIQUES.

A la tête des moyens pharmaceutiques paraît le mercure, dont l'emploi méthotique est le remède spécifique de la vérole, quoique les nombreux accidens qu'il est susceptible d'occasionner, doivent lui faire préférer des remèdes plus doux, et non moins efficaces, ainsi que nous le verrons bientôt.

Il s'administre à l'intérieur et à l'extérieur.

A. *Intérieurement*, sous formes de :

a. *Deuto-chlorure de mercure* ou *su-*

blimé corrosif, à la dose d'un sixième de grain à un grain par jour.

b. *Proto-chlorure de mercure* ou *muriate doux*, à la dose de trois ou quatre grains par jour.

B. *Extérieurement*, sous formes de :

a. *Onguent mercuriel* en frictions, à la face interne des jambes, des cuisses, des bras et des avant-bras, sur le tronc même, à la dose d'un demi-gros à un gros par jour, ou de deux en deux jours. On fait aussi avec l'onguent mercuriel des topiques qu'on applique sur les tumeurs syphilitiques indolentes, sur les ulcères vénériens non douloureux, etc.

b. *Cérat mercuriel*, qu'on applique sur les ulcères syphilitiques, à l'effet de les faire cicatriser.

Viennent ensuite les quatre bois sudorifiques :

La *Salsepareille* (smilax salsaparilla, L.).
La *squine* (smilax china, L.).
Le *sassafras* (laurus sassafras, L.).

Le *gaiac à fleurs bleues* (gaïacum officinale, L.).

Ces quatre bois, administrés seuls ou unis aux antimoniaux, produisent les plus merveilleux effets dans les syphilis invétérées, et qui se sont montrées rebelles aux préparations mercurielles.

La tisane de Feltz jouit d'une réputation bien méritée pour le cas dont nous venons de parler.

L'acide nitrique et les préparations d'or, tant prônées contre la syphilis, ne jouirent que d'une réputation éphémère.

Laissons ensevelis dans l'oubli une foule d'autres médicamens dont les prétendues propriétés contre la syphilis furent chantées avec tant d'emphase par le charlatanisme, l'erreur, l'intérêt et la mauvaise foi, et accueillis avec tant d'empressement par l'ignorance, toujours amie de la nouveauté et du merveilleux. Les médicamens que nous venons de citer, et que nous allons faire connaître, sont les seuls dont les vertus contre la maladie qui nous occupe, soient indubitablement constatées, et dont l'usage soit généralement adopté par les plus célèbres et les plus recommandables praticiens de l'Europe.

MÉTHODE PLUS SIMPLE ET PLUS FACILE DE GUÉRIR LES MALADIES VÉNÉRIENNES.

Après nous être étendus longuement sur les moyens pharmaceutiques employés jusques à ces derniers tems, disons quelques mots de notre méthode curative, dont l'adoption par les hommes de l'art devient de jour en jour plus générale.

Frappés des affreux ravages déterminés trop souvent par la syphilis, les médecins, depuis long-tems, se livraient à la recherche de moyens capables de la guérir d'une manière douce, prompte, sûre et infaillible.

Jusques à ces derniers tems, ce but si désirable n'avait pu être atteint : guidé par les vrais principes de la médecine et par les leçons de l'expérience et des plus savans praticiens, nous sommes parvenus à trouver une méthode curative, laquelle détruit très-promptement le virus syphilitique de la manière la plus douce et la plus radicale.

Des milliers d'expériences toujours suivies des plus heureux résultats, faites, tant par nous que par une foule de nos confrères, nous ont démontré qu'il n'existe point de syphilis, sous quelque forme qu'elle se présente et à quelque période qu'on l'attaque, qui résiste à l'emploi méthodique de nos pilules anti-syphilitiques; sauf cependant les cas qui réclament des médicamens topiques ou certaines opérations chirurgicales.

Les succès éclatans de nos pilules; les pressantes sollicitations des personnes qui en avaient ressenti de si heureux effets; le désir de rendre un service réel et important à l'humanité, sont les seules raisons qui nous déterminèrent à publier un si précieux médicament.

L'on adopta et abandonna tour-à-tour

une foule de médicamens pour combattre la syphilis. Tous, après avoir joui d'une vogue plus ou moins éphémère, furent voués à un oubli absolu et éternel. La véritable cause du défaut de succès de ces divers médicamens, c'est qu'ils ne combattaient point méthodiquement le virus syphilitique. Presque tous, en effet, ne déterminaient qu'une seule action, et étaient les uns sudorifiques, les autres diurétiques, d'autres purgatifs, etc., etc.; tandis que le concours d'effets sagement combinés est d'une indispensable nécessité pour triompher d'une maladie quelquefois rebelle même aux moyens les plus actifs et les plus méthodiques.

Pour nous, qui puisâmes dans de nombreuses expériences et dans les savantes leçons des célèbres professeurs de la première école du monde, nous acquîmes l'intime conviction que, pour combattre avec un plein succès la maladie qui nous occupe, il fallait nécessairement faire marcher de concert les moyens suivans: 1°. attaquer la maladie par des médicamens capables de neutraliser le virus ; il faut en un mot, recourir aux *spécifiques de la vérole.*

2°. Comme les médicamens auxquels on a recours pour combattre une telle maladie peuvent quelquefois causer certaines indispositions, il est nécessaire de recourir à des moyens capables de prévenir et de neutraliser les mauvais effets des anti-syphilitiques proprement dites (*calmans*).

3°. La véritable syphilis consistant en un virus qui roule avec les humeurs, il ne faut point se borner à l'usage des moyens capables de le neutraliser ; il faut encore en provoquer l'issue par les émonctoires naturels, ainsi :

a. Provoquer des sueurs par des *sudorifiques* ;

b. Exciter les urines par des *diurétiques* ;

c. Exciter la sécrétion intestinale par de *légers purgatifs.*

4°. Les substances employées contre la syphilis sont plus ou moins échauffantes.

Il est donc nécessaire de leur adjoindre des *anti-phlogistiques*, ou rafraîchissans. Notre médicament remplit parfaitement toutes ces indications.

Nos pilules sont en effet essentiellement anti-syphilitiques, calmantes, sudorifiques, diurétiques, et légèrement purgatives ; elles sont enfin indirectement rafraîchissantes, comme on va pouvoir en juger, par les accessoires anti-phlogistiques que nous faisons concourir à l'anéantissement de la maladie.

L'on sent combien il était difficile de réunir sous un petit volume tant d'élémens divers. Il était très-important de bien choisir les substances, et il fallait surtout s'assurer qu'elles n'exerceraient les unes sur les autres aucune action chimique qui, en donnant naissance à des produits nouveaux, aurait déterminé des effets tout différens de ceux auxquels nous visions.

Que d'essais, que de veilles il nous fallut mettre à contribution pour atteindre ce but ! Enfin, nous avons pleinement réussi, et nous nous croyons heureux de pouvoir contribuer puissamment à l'extirpation d'une maladie si commune et si terrible.

Nous avons adopté la forme pilulaire comme préférable à toute autre. Les pilules ont, en effet, pour la syphilis, de grands avantages sur les autres formes pharmaceutiques.

1°. La boîte qui les renferme n'offre pas, comme les bouteilles qui contiennent les syropes, les robs, les essences, etc., l'inconvénient de se briser, avantage précieux, qui permet de toujours porter sur soi les moyens de se guérir, et qui prévient toute interruption dans le traitement, lequel, dans ce cas, devrait toujours être recommencé.

Ainsi, dans quelque position que se trouve le malade, qu'il habite la campagne ou la ville, qu'il voyage, qu'il travaille, en un mot, à quelque genre d'occupation qu'il se livre, le traitement n'est jamais interrompu.

2°. Quoique la syphilis puisse se contracter par un très-grand nombre de moyens fort innocens d'ailleurs, elle est toujours aux yeux de la société, une maladie aussi honteuse que hideuse: aussi que de personnes timides ne se déterminent à se faire traiter de cette maladie que quand elle a poussé de profondes racines, et causé d'affreux ravages, par suite des soupçons que ne manque jamais de faire naître cet attirail de tisanes de bouteilles, de pots, etc., que prescrit la majeure partie des hommes de l'art.

Le médicament que nous proposons est loin d'être entaché de tous ces inconvéniens. Avec lui toutes ces difficultés disparaissent. Quoi de plus facile, en effet que de cacher une petite boîte sur soi, et d'avaler de tems en tems quelques pilules ?

Tels sont les avantages qu'offre notre moyen sous le rapport de la forme pharmaceutique; mais il en existe bien d'autres sous des rapports différens:

1°. Nos pilules, comme nous l'avons dit, réunissent les élémens d'un certain nombre d'actions, dont le concours est nécessaire à la curation de la maladie.

2°. Leurs effets curatifs sont prompts, sûrs et infaillibles.

3°. Elles peuvent opérer la guérison sans qu'il soit nécessaire de recourir à certaines tisanes dont la préparation est toujours plus ou moins gênante et plus ou moins dispendieuse ; il suffit de se rafraîchir avec une boisson quelconque, selon le goût du malade.

4°. Elles n'ont point, comme certaines pilules et d'autres médicamens anti-syphilitiques, l'inconvénient de ne pouvoir s'administrer qu'à certaine période de la maladie.

5°. Elles sont efficaces dans toutes les espèces de syphilis.

6°. Elles conviennent à tous les âges, à tous les sexes et à tous les tempéramens. Il suffit d'en varier les doses.

7°. Leur usage sagement combiné ne

peut jamais être suivi d'aucune indisposition.

8°. Lors même que l'on se tromperait sur l'existence de la maladie, il ne pourrait en résulter aucun fâcheux effet.

9°. Nos pilules peuvent être administrées avec succès dans un grand nombre d'autres maladies que la syphilis.

S'il est vrai, en effet, que la plupart des maladies dont l'homme est susceptible, consistent en des inflammations organiques, ou aïent leur source dans les humeurs, qui charrient la matière morbifique, quoi de plus propre à guérir le plus grand nombre de ces affections qu'un médicament qui provoque de si abondantes excrétions, et dont les moyens auxiliaires sont si éminemment anti-phlogistiques.

Enumérons rapidement les principales maladies dans lesquelles convient notre médicament :

1°. *Calmantes*, elles conviennent dans les insomnies, les douleurs vives, et en général, dans les affections nerveuses.

2°. *Sudorifiques*, elles sont très-efficaces dans les rhumatismes, la goutte, la gale, les dartres, etc ; surtout, comme on doit le penser, quand ces affections sont de nature vénérienne.

3°. *Diurétiques*, elles préviennent la pierre, peuvent guérir la gravelle, et sont *anti-laiteuses*.

4°. *Purgatives*, elles conviennent dans les embarras muqueux et bilieux ; dans beaucoup d'affections de poitrine ; toutes les fois que l'on supprime d'anciens vésicatoires, cautères, dartres, etc., etc.

5°. *Rafraîchissantes*, elles sont utiles dans la nombreuse classe des maladies inflammatoires ; pourvu toutefois que celles-ci n'aient point leur siége dans les intestins.

Nous ne prônons les vertus de notre médicament contre ces dernières maladies que dans le cas de leur complication avec la syphilis, car, hors cette coïncidence, la matière médicale nous fournirait des agens thérapeutiques, et plus énergiques et plus susceptibles d'être appropriés aux diverses circonstances.

MANIÈRE DE S'EN SERVIR,

Et moyens auxiliaires qui favorisent beaucoup les effets curatifs de nos pilules.

Rien de plus facile à avaler qu'une pilule, il suffit de l'envelopper d'un peu de pain à chanter, ou bien de la prendre avec un peu de pomme cuite, ou tout autre aliment mol ou liquide propre à en faciliter le passage dans le gosier.

Il sera toujours bon de les prendre à jeûn, ou trois à quatre heures après le repas, et user ensuite abondamment d'une boisson quelconque, selon le goût et l'habitude du malade; pourvu qu'elle ne soit pas spiritueuse. Il serait aussi fort bon de prendre des bains tous les deux, trois ou quatre jours. Le malade fera bien, pendant le traitement, de se priver de salaisons, d'alimens de haut goût, et de boissons échauffantes.

On devra toujours éviter les écarts de régime.

Dose.

Au-dessous de huit ans, on en prendra d'abord une par jour, et on en élevera successivement le nombre jusqu'à trois.

De huit à quinze ans, on administrera de deux à six par jour.

De quinze à vingt-quatre ans, on en prendra depuis quatre jusqu'à douze et plus.

On sent bien que la dose, le régime, etc., devront varier, selon le tempérament et diverses autres considérations particulières.

On trouvera toujours l'auteur disposé à donner à cet égard, tous les renseignemens désirables, rue Saint-Martin, n°. 34.

3°. MOYENS CHIRURGICAUX.

Ceux-ci comprennent les applications topiques et les opérations.

A. *Topiques.*

Nous les diviserons en *répercussifs*,

résolutifs, *émolliens*, *sédatifs*, *rubéfians*, *vésicans*, *escarotiques*, *maturatifs* et *détersifs*.

a. Les *répercussifs* sont de vifs stimulans doués de la propriété de repousser l'afflux inflammatoire, comme l'eau à la glace, la glace pilée, le vinaigre, l'alcool, la noix de gálle, le sulfate de zinc, l'acétate de plomb, etc., etc. Mis en contact avec la partie récemment et localement enflammée, ils peuvent opérer une guérison soudaine. C'est ainsi qu'on a fait disparaître subitement des ulcères, des blennorrhagies et des ophthalmies syphiliques. Mais avec quelle circonspection il faut user de ces médicamens! quelle funeste métastase, en effet, ne peuvent-ils pas occasionner! De plus, si l'affection locale que l'on a fait ainsi disparaître, est due à une infection générale, loin que la cause de la maladie soit détruite, on verra tôt ou tard le virus syphilitique manifester de nouveau son existence par des symptômes beaucoup plus graves.

b. Les *résolutifs* sont des médicamens qui, en relevant l'action des vaisseaux absorbans, procurent la résorption des liquides extravasés, comme la sauge, le romarin, les fleurs de sureau, les semences de carotte, le vin, l'eau-de-vie camphrée, les emplâtres de Diachylon et de Vigo, l'onguent styrax, etc., etc. On les applique fréquemment sur les bubons, quand les symptômes inflammatoires ont disparu.

c. Les *émolliens* relâchent le tissu des organes et calment ainsi les symptômes inflammatoires, comme l'eau tiède, la mauve, la guimauve, la bette, l'oignon de lis cuit, la farine de graines de lin, la mie de pain, le jaune d'œuf, etc. Ils produisent de très-bons effets dans la première période de la gonorrhée, dans les bubons et chancres douloureux, etc.

d. Les *sédatifs* engourdissent la sensibilité nerveuse et calment ainsi singulièrement la douleur, comme les fleurs de violette, le camphre, la liqueur d'Hoffman, les têtes de pavot, la morelle, la jusquiame, l'opium, etc. Ces médicamens sont très-efficaces dans la chaude-pisse cordée, les bubons et chancres très-douloureux, dans les douleurs ostéocopes, et en général dans toutes les douleurs produites par la syphilis.

e. Les *rubéfians* sont des médicamens plus ou moins irritans, lesquels rougissent et enflamment légèrement la partie avec laquelle ils sont mis en contact. Ce sont la chaleur du soleil, celle du feu, l'eau très-chaude, les frictions avec le vinaigre et l'eau-de-vie, les renoncules, l'ail, etc. On les applique sur la tête, pour détourner les céphalalgies vénériennes; aux membres et au tronc, pour calmer les douleurs ostéocopes et rhumatismales; aux cuisses, pour détourner celles produites par la blennorrhagie; sur la muqueuse uréthrale, pour y rappeler un écoulement blennorrhagique, dont la suppression aurait été suivie d'une ophthalmie vénérienne ou d'autres accidens.

f. Les *vésicans* sont, comme les rubéfians, des agens irritans susceptibles de déterminer une plus forte inflammation, déterminant dans la peau des cloches ou vésicules, par le soulèvement de l'épiderme, comme l'eau bouillante, l'ammoniaque, les mouches cantharides, le garou, la moutarde, etc. On peut employer ces médicamens dans les mêmes cas que les précédens.

g. Les *escarotiques* sont des agens essentiellement désorganisateurs, lesquels, mis en contact avec une des parties du corps, la frappent de mort et la convertissent en une escarre que la nature prend soin de séparer du vif et de porter au-dehors. Ce sont le fer rouge, les acides concentrés, les alcalis purs, le vert-de-gris, le beurre d'antimoine, le sublimé corrosif, la pierre infernale, l'alun calciné, etc. On s'en sert pour détruire les excroissances syphilitiques, brûler les chancres rongeans, une portion d'os cariée, etc.

h. Les *maturatifs* ou *suppuratifs* sont des médicamens qui favorisent la suppuration d'une tumeur inflammatoire, soit en modérant l'excitation, lorsqu'elle est trop intense, soit en l'augmentant, lorsque la tumeur manque du degré d'excitation nécessaire à la formation du pus. Les substances maturatives sont les feuilles d'oseille et de poirée, l'huile d'olive et de noix, la térébenthine, l'onguent de la mère, etc. On les applique souvent sur les bubons douloureux.

i. Les *détersifs* sont des médicamens qui agissent en procurant un léger resserrement dans les chairs et en diminuant ainsi la sécrétion du pus, comme les feuilles de noyer et de ronces, le vin rouge, le baume de Fioraventi, etc. On les emploie dans les ulcères syphilitiques dont les chairs sont flasques et pâles, dans les caries dont la suppuration tend à se vicier. Il est toujours prudent de leur adjoindre des purgatifs.

Disons maintenant quelques mots des

bains, des injections, des gargarismes et des collyres.

a. Les *bains* sont l'immersion partielle ou générale du corps dans l'eau. Adjoints au traitement mercuriel, ils favorisent singulièrement la guérison de la syphilis. On les prend ordinairement à la température tiède, c'est-à-dire de 25 à 30 degrés.

b. L'*injection* est l'introduction d'un liquide dans une des parties du corps, à l'aide d'une seringue ou de tout autre instrument. On fait dans le canal de l'urèthre, des injections émollientes lors de la première période de la syphilis, et des injections astringentes dans la seconde période, ou celle par atonie de la muqueuse. On fait encore dans le même canal des injections émollientes, lorsqu'il est le siége d'ulcères douloureux. On injecte des liquides détersifs dans les ulcères sanieux produits par l'action désorganisatrice du virus sur la substance des os. On fait enfin des injections émollientes dans les cavités nasales, lorsqu'elles sont affectées d'ulcères syphilitiques douloureux.

c. Les *gargarismes* sont des liquides destinés à être retenus un certain tems dans la bouche et l'arrière-bouche, et à y être agités en sens divers, au moyen de l'air qui sort du larynx. Ils s'emploient pour les ulcères syphilitiques qui ont leur siége dans ces cavités. On les prépare avec des substances émollientes pour les chancres douloureux, et avec des substances détersives pour de larges ulcères dont la suppuration trop abondante menacerait d'épuiser les forces du malade.

d. Les *collyres* sont des liquides destinés à être mis en contact avec les yeux. C'est dans l'ophthalmie blennorrhagique qu'il convient d'y recourir. Ils seront *répercussifs*, pour repousser l'inflammation vers le canal de l'urèthre; *émolliens*, pour calmer la douleur produite par l'inflammation de l'œil; astrigens pour redonner du ton aux membranes externes de cet organe.

B. *Opérations.*

Nous allons énumérer les principales opérations que nécessitent les affections vénériennes, ainsi que les différens cas où il convient d'y avoir recours. Quant à la description des procédés opératoires, nous renvoyons nos lecteurs aux traités des opérations chirurgicales.

a. *Application de sangsues* sur le testicule, dans *le testicule vénérien*; au périnée; dans la blennorrhagie; à l'anus, dans l'écoulement rectal; aux aines, pour les bubons inflammatoires, etc., etc.

b. *Saignée générale*, lorsque la violence des symptômes détermine une réaction générale ou fièvre inflammatoire.

c. *Ponction* (action de percer avec un bistouri, ou une lancette), du bubon, lorsqu'il est parvenu à sa parfaite maturité.

d. *Cautérisation* (action de brûler), d'ulcères syphilitiques rongeans, d'une portion d'os cariée, d'excroissances syphilitiques, etc., etc.

e. *Excision* (action d'enlever) et *ligature* des végétations syphilitiques.

f. *Opération* de la fistule à l'anus, etc., etc.

g. *Opération* du phimosis et du paraphimosis, en cas d'étranglement du gland.

h. *Amputation* partielle ou générale du membre viril, frappé de gangrène.

i. *Castration* dans le cas où l'engorgement chronique du testicule menace de dégénérer en cancer.

j. *Introduction* d'une bougie ou sonde dans l'urèthre, lors du rétrécissement de ce canal.

k. *Opération* du trépan dans le cas d'exostose vénérienne aux os du crâne, laquelle menace de comprimer le cerveau, etc., etc.

Durée du traitement chez l'adulte.

La durée du traitement variera selon les progrès de la maladie. Est-elle récente ? il suffira de l'employer pendant six semaines ou deux mois. Est-elle ancienne? on le continuera pendant deux, trois, quatre mois et même plus, si elle est très-invétérée.

Traitement de la syphilis chez les nouveau-nés.

La faiblesse des nouveau-nés demande qu'on apporte la plus grande circonspection dans l'emploi des remèdes qu'on leur administre, surtout si l'on recoure aux préparations mercurielles, avis que nous nous garderons toujours de donner aux mères de famille. Le mercure étant, en effet, l'un des plus violens médicamens qui figurent dans la matière médicale, combien son usage imprudent ne pourrait-il pas produire de désordres dans leur frêle économie! Nous allons indiquer les moyens les plus doux de traiter ces êtres faibles.

Il est inutile d'observer que la syphilis chez les nouveau-nés étant presque constamment générale, puisqu'ils la contractent le plus souvent dès le sein de leur mère, il est indispensable de leur faire subir un traitement complet.

La manière la plus bienfaisante de traiter l'enfant à la mamelle, c'est-à-dire de six à huit mois, est de lui administrer les médicamens par le lait de la nourrice. Ainsi, on fera prendre à celle-ci une quantité suffisante d'anti-vénériens, pour guérir une syphilis constitutionnelle chez l'adulte. L'un et l'autre guériront de cette manière, puisque tous deux sont affectés de la même maladie.

Si, pour des lésions physiques dans la bouche de l'enfant ou pour d'autres raisons, il ne pouvait être mis à la mamelle, on pourrait lui administrer le mercure à la dose et sous les formes suivantes :

1°. INTÉRIEUREMENT.

a. *Sublimé corrosif* ou *deuto-chlorure de mercure*, à la dose d'un vingt-quatrième de grain par jour, dans du lait ou dans un look adoucissant.

b. *Muriate doux* ou *proto-chlorure de mercure*, à la dose d'un quart à un demi-grain par jour.

2°. EXTÉRIEUREMENT.

Onguent mercuriel en frictions, à la dose de quatre à douze grains tous les deux jours.

Traitement de la syphilis chez les enfans sévrés.

1°. INTÉRIEUREMENT.

a. De six ou huit mois à un an, *sublimé corrosif*, un quinzième de grain par jour; *muriate doux*, un tiers de grain à un grain.

b. D'un à trois ans, *sublimé corrosif*, un douzième de grain par jour, *muriate doux*, un à deux ou trois grains.

c. De trois à cinq ans, un dixième, un huitième, un sixième, un quart de grain de *sublimé* tous les jours, *muriate doux*, deux à trois grains.

2°. EXTÉRIEUREMENT.

De six mois à un an, frictions avec

onguent mercuriel, depuis quatre grains jusqu'à vingt; d'un à trois ans, dix, douze, vingt-quatre, trente-six grains; de trois à cinq ans, douze, vingt-quatre, quarante-huit grains tous les deux jours.

C'est pour l'enfant surtout que l'on doit sentir la nécessité de substituer au mercure l'usage d'un médicament plus doux, tel que nos pilules anti-syphilitiques.

Salivation mercurielle.

Le mercure exerce assez fréquemment une action particulière ou élective sur les glandes salivaires, ainsi que sur les membranes gutturale et buccale, et y détermine la sécrétion abondante d'un liquide incolore et aqueux, accompagnée souvent de la tuméfaction inflammatoire des glandes, de la muqueuse et même de la langue, accident que l'on n'a jamais à redouter de l'emploi de notre méthode. C'est surtout le mercure administré par frictions qui détermine cette affection toujours gênante et parfois très-douloureuse. La suspension du mercure, les gargarismes astringens, les purgatifs, les bains, feront facilement disparaître la salivation.

Empoisonnement par le mercure.

Le mercure est un des plus violens poisons fournis par le règne minéral. C'est surtout la forme dite *deuto chlorure de mercure* ou *sublimé-corrosif*, dont l'usage imprudent peut déterminer les plus terribles effets : administré, en effet, à la dose de trois, de deux, et même d'un seul grain, pour certains sujets, il cause la mort la plus cruelle en moins de quelques heures. Nous allons faire connaître les signes de l'empoisonnement par cette substance corrosive, ainsi que les moyens de prévenir sa pernicieuse action sur l'économie.

A. *Signes de l'empoisonnement par le sublimé.*

A peine le sublimé est introduit dans l'estomac, à trop forte dose, qu'exerçant son action irritante sur la muqueuse qui le tapisse, il y détermine une violente inflammation caractérisée par des nausées, des vomissemens d'un goût cuivreux, et par les douleurs les plus cruelles dans la région gastrique. Bientôt l'appareil respiratoire et le système nerveux se prennent, soit sympathiquement, soit par l'absorption d'une partie du poison. Les épreintes gastriques sont à leur comble, des douleurs vives se font sentir dans la poitrine, des convulsions se manifestent, l'estomac est frappé de gangrène, et une faiblesse extrême est le précurseur d'une mort prochaine et inévitable.

A. *Antidotes du sublimé.*

Lorsque l'on se trouvera appelé avant que le poison ait eu le tems d'exercer son action délétère sur l'économie, on prescrira sans plus attendre des substances susceptibles de former avec le sublimé des composés nouveaux et innocens. Celles qui sont les plus en usage sont une solution de tartrate ou de nitrate de potasse, et une décoction de quinquina. Quand ces substances ne se trouveront pas sous la main, on gorgera l'estomac d'eau tiède, de bouillon, de lait, etc., tant pour étendre le poison que pour provoquer le vomissement. L'émétique est aussi fréquemment employé en pareille circonstance. Si, enfin, l'on ne possédait aucun liquide, l'on aurait pour dernière ressource les titillations de la luette, dont l'irritation détermine sympathiquement les contractions de l'estomac et par conséquent le vomissement.

Quand l'inflammation de l'estomac n'aura pas été assez intense pour donner la mort, on prescrira au malade des boissons mucilagineuses, la diète la plus absolue, les sangsues à l'épigastre, la saignée, les vésicatoires aux membres, et en général tous les moyens employés pour combattre la gastrite.

Après avoir jeté un coup-d'œil rapide et général sur la maladie vénérienne et sur le traitement qui lui convient, décrivons en particulier les diverses formes sous lesquelles le virus syphilitique décèle son existence. Ces différentes formes sont au nombre de vingt principales, savoir : la *blennorrhagie*, les *chancres*, les *bubons*, les *pustules*, les *excroissances*, les *douleurs ostéocopes*, les *exostoses*, les *nécroses*, la *céphalée*, la *carie*, l'*alopécie*, les *rhumathismes*, les *dartres*, la *gale*, les *teignes*, le *carreau*, la *lèpre*, le *rachitisme*, la *phthisie pulmonaire* et les *scrofules*. Commençons par la blennorrhagie, comme étant la plus simple et la plus fréquente des affections syphilitiques.

SECTION PREMIÈRE.

BLENNORRHAGIE.

(*Gonorrhée*, *chaude-pisse.*)

La blennorrhagie consiste en un écoulement inflammatoire de mucus par la membrane muqueuse du canal de l'urèthre chez l'un et l'autre sexe, et, de plus, par celle du vagin chez la femme, et par celle du prépuce chez l'homme.

Le vulgaire désigne cette affection sous le nom de *chaude-pisse*, à cause du sentiment d'ardeur que produit le passage des urines à travers le canal uréthral enflammé.

Astruc et divers autres auteurs lui donnèrent le nom de *gonorrhée*, parce qu'ils prenaient pour de la semence la matière blanchâtre que fournit la muqueuse uréthrale enflammée. (*Goné*, semence, et *rheo*, je coule.)

Swédiaur l'appela Blennorrhagie, de *blenna*, mucus, et de *rheo*, je coule. Cette dernière dénomination, quoique plus exacte que les deux précédentes, n'est point celle sous laquelle on doit désigner l'inflammation du canal de l'urèthre, puisqu'elle convient à tout écoulement de mucus par une membrane muqueuse quelconque.

Le mot d'*urèthrite*, dont on qualifia dans ces derniers tems l'inflammation du canal de l'urèthre, est sans contredit le seul que l'on puisse admettre ; il est composé, en effet, de deux mots grecs qui signifient inflammation de l'urèthre. Ce mot donne donc une juste idée de la maladie qui nous occupe.

Différentes espèces de blennorrhagie.

La blennorrhagie se distingue en *syphilitique* et en *non syphilitique*, selon qu'elle est due à un princiqe contagieux ou qu'elle consiste simplement dans l'inflammation du canal uréthral.

La blennorrhagie syphilitique se divise

elle-même en *idiopathique* ou *locale*, et en *symptomatique*, selon qu'elle a été déterminée par l'action primitive et unique du virus syphilitique sur la muqueuse urèthrale; ou selon qu'après avoir été porté par les vaisseaux absorbans dans le torrent de la circulation, il a été déposé secondairement dans la même muqueuse.

Les symptômes et la marche des différentes espèces de blennorrhagie ci-dessus énoncées sont à peu près les mêmes ; mais la syphilitique, et surtout la syphilitique symptomatique est plus tenace et plus rebelle au traitement que la non syphilitique. De plus, elle est fréquemment accompagnée ou suivie de divers autres symptômes vénériens, tels qu'ulcères, bubons, pustules, etc.

On distingue encore la blennorrhagie en celle qui se déclare chez l'homme, et en celle qui a lieu chez la femme. Dans le premier, le prépuce peut participer à l'inflammation du canal de l'urèthre, et, dans la femme, la muqueuse vaginale. Ces deux espèces, au reste, ne diffèrent qu'en ce que chez l'homme les symptômes sont ordinairement plus intenses que chez la femme, vu la différence de longueur et de diamètre du canal chez l'un et l'autre sexes.

Causes de la blennorrhagie communes aux deux sexes.

La cause unique de la blennorrhagie syphilitique est le contact du virus avec la muqueuse uréthrale. Quant à la non syphilitique, les causes et les prédispositions sont :

1°. Injections âcres dans les parties indiquées.

2°. Introduction fréquente d'une bougie dans le canal de l'urèthre.

3°. Abus de boissons diurétiques.

4°. La trop grande ardeur dans le coït.

5°. Coït trop fréquemment répété.

6°. Masturbations fréquentes.

7°. Rétention forcée des urines.

8°. Équitation prolongée.

9°. Bière nouvelle prise avec excès.

10°. Usage des cantharides.

11°. Influence sympathique du travail de la dentition.

12°. La répercussion de quelque humeur goutteuse, rhumatismale, dartreuse, etc.

Causes spéciales chez l'homme.

1°. Membre viril d'un diamètre disproportionné à celui du vagin.

2°. Efforts faits pour rompre la membrane, sceau de la virginité chez la femme.

3°. Présence d'ulcères dans les voies génitales de la femme.

4°. Torsion ou pression du membre.

5°. Coït avec une femme pendant l'écoulement des règles, des fleurs blanches et des lochies.

Causes spéciales chez la femme.

1°. Accouchement.

2°. Coït avec un sujet dont le gland offre des ulcères.

3°. Coït avec un individu dont le membre offre un diamètre disproportionné à celui du vagin.

Marche et symptômes de la blennorrhagie chez l'homme.

Comme pour la plupart des maladies inflammatoires, notamment pour les muqueuses, et plus encore pour celles dites *catharrales*, l'on doit distinguer dans la blennorrhagie six phases ou périodes, qui sont le prélude, l'invasion, l'augmentation, le milieu, le décroissement et les terminaisons.

Prélude. Un tems plus ou moins long (3, 7, 15, et rarement 21 jours), après que le sujet s'est exposé à un commerce impur, ou qu'il s'est soumis à l'influence de l'une des causes susceptibles de déterminer une inflammation pure et simple du canal de l'urèthre, il ressent dans l'ouverture extérieure de ce conduit, autrement dite, *fosse naviculaire*, un prurit ou démangeaison, lequel n'est souvent qu'un sentiment agréable de titillation, qui excite et rend plus pressans les désirs amoureux.

Invasion, ou apparition réelle de la

maladie. A peine l'esprit du malade a nagé un ou deux jours dans une douce erreur, qu'à ce prurit délicieux succède une douleur plus ou moins cuisante, une chaleur plus ou moins vive, et un gonflement plus ou moins marqué, promptement suivis de l'écoulement d'une matière lympide et plus ou moins visqueuse, laquelle détermine souvent une sorte d'adhésion entre les lèvres de la fosse naviculaire, dans laquelle l'inflammation a jusques-là borné son action.

Augmentation. De l'invasion au 7e., 8e. ou 15e. jours les symptômes inflammatoires acquièrent de plus en plus d'intensité et étendent plus loin leurs effets douloureux : rougeur vive de l'orifice uréthral ; douleur brûlante dans le même point, se propageant dans tout le trajet du canal jusqu'au fondement ; exaspération extrême de cette douleur par l'émission des urines, l'éjaculation, la marche forcée et le contact tant soit peu brusque d'un corps étranger quelconque : érections et envies fréquentes d'uriner des plus importunes et des plus cuisantes : gonflement plus ou moins considérable du gland ; sentiment de pesanteur incommode dans toute la région périnéale, laquelle rend souvent la marche des plus difficiles et des plus grotesques. Si, dans l'intensité des symptômes, le malade est assez peu délicat pour se livrer au coït, ou assez ennemi de lui-même pour recourir à la masturbation, l'éjection de la liqueur spermatique, qui est alors souvent sanguinolente, produit dans le trajet de l'urèthre, une sensation parfaitement analogue à celle qui résulterait de l'introduction d'un fer rougi au feu, dans les parties vivantes. C'est surtout alors qu'est à craindre le passage de l'inflammation dans les testicules. Vers le 7e. ou le 8e. jour, la matière de l'écoulement, qui, avec l'accroissement des symptômes inflammatoires, avait acquis de plus en plus de consistance, et perdu de sa lympidité, offre l'aspect d'un véritable pus, de couleur jaunâtre, et salissant le linge en jaune verdâtre.

MILIEU. Du 7e. au 15e., 20e. et quelquefois trentième jour, le mucus coule abondamment et les symptômes inflammatoires n'offrent pas de différence marquée dans leur intensité.

DÉCROISSEMENT. Du 15e. au 20e. jour, au moins, l'inflammation perd de jour en jour de son acerbité : les envies d'uriner et les érections deviennent moins fréquentes et moins importunes ; l'éjection de l'urine, plus facile ; la douleur, moins vive, et la matière de l'écoulement, après avoir acquis plus de consistance, disparaît insensiblement.

TERMINAISONS. La blennorrhagie peut avoir six terminaisons différentes : la résolution, la délitescence, la métastase, la chronicité, l'induration et la gangrène.

La *résolution*, qui est la terminaison la plus ordinaire, la plus naturelle et la plus heureuse de la blennorrhagie, consiste dans la disparition graduelle et insensible dés symptômes inflammatoires ainsi que de l'écoulement. Elle n'est rien autre chose que ce que nous venons de faire connaître sous le nom de décroissement.

La *délitescence* a lieu toutes les fois que les symptômes disparaissent subitement. Cette terminaison est souvent suivie des plus fâcheux accidens, notamment quand l'affection est syphilitique, le virus se trouvant réfoulé vers les organes intérieurs, ou viscères, et des inflammations internes graves pouvant en être le résultat.

La *métastase* consiste dans le transport de l'inflammation du canal de l'urèthre vers un organe plus ou moins éloigné. Les testicules et les yeux sont, d'entre toutes les parties de l'économie, celles qui sont le plus souvent le siége de cette inflammation métastatique.

La *chronicité* est la durée indéterminée de la maladie. Alors la blennorrhagie ne consiste qu'en un écoulement incommode de mucus, sans aucun signe notable de phlogose. L'écoulement est tantôt continuel, et tantôt il n'a lieu que la nuit. La blennorrhagie chronique (blennorrhée de la plupart des auteurs), est ordinairement d'une durée fort longue ; elle peut exister, si elle n'est point méthodiquement traitée, pendant trois mois, six mois, plusieurs années et même toute la vie. Chez la femme, cette affection est souvent confondue avec les fleurs blanches.

L'*induration* consiste dans la persistance du gonflement avec disparition des autres symptômes inflammatoires. Le canal de l'urèthre devient alors le siége d'un rétrécissement qui peut s'opposer plus ou moins complettement à l'éjection des urines, d'où des rétentions urinaires plus ou moins considérables et plus ou moins opiniâtres.

La *gangrène*, ou mortification du membre viril, est ordinairement le résultat de l'extrême violence de l'inflammation locale, et rarement celui du défaut de réaction vitale du reste de l'économie.

Tels sont la marche et les symptômes ordinaires de la blennorrhagie. Mais combien les circonstances individuelles, la nature du traitement, le régime, etc. sont susceptibles de les faire varier. Ainsi quelquefois, la maladie est si peu intense qu'elle ne consiste qu'en un léger écoulement, sans aucun symptôme inflammatoire marqué. D'autres fois, ce qui est beaucoup plus fréquent, elle se manifeste par des symptômes infiniment plus fâcheux. Inflammation sympathique des plus douloureuses du cordon spermatique, des testicules, des aines et du fondement, avec impossibilité de la marche et difficulté extrême de rendre les matières fécales; érection produisant des douleurs atroces et accompagnées d'une courbure considérable du membre viril, laquelle, comme on le sait sans doute, a fait dans ce cas, donner à la maladie le nom de *chaude-pisse cordée*, par le vulgaire et la plupart des praticiens; envies d'uriner continuelles, avec pissement d'une quantité plus ou moins considérable de sang. Dans certains cas l'inflammation se propage à la glande prostate, au col vésical, aux uretères, à la vessie et même aux reins, d'où, douleurs insupportables dans la région lombaire et le bas-ventre, réaction générale intense et fièvre considérable de la nature de celles dites inflammatoires. Il n'est pas rare non plus de voir survenir la *dysurie*, la *strangurie*, et même l'*ischurie*, c'est-à-dire, la difficulté d'uriner, la sortie de l'urine, goutte à goutte, et, enfin, l'impossibilité absolue de rendre ce liquide.

Traitement.

L'on ne trouve dans la marche et les symptômes de la blennorrhagie, aucun signe certain et infaillible qui décèle qu'elle soit syphilitique ou purement inflammatoire. C'est néanmoins sur une telle distinction que doit être basé le traitement de cette affection, puisque, dans le dernier cas, il suffit de recourir tout simplement aux anti-phlogistiques pour obtenir une guérison aussi radicale que complette, tandis que l'on ne saurait faire cesser la première que par des anti-syphilitiques réels, c'est-à-dire, doués de la propriété d'annihiler le virus vénérien. Des exemples de succès obtenus par l'une et l'autre méthode ont fait professer à divers auteurs (ne disons pas à des praticiens exercés) l'opinion que la blennorrhagie était toujours purement inflammatoire, et que, conséquemment, les simples anti-phlogistiques suffisaient à sa guérison dans tous les cas.

Cependant à défaut de preuves tirés des symptômes essentiels de cette maladie, en faveur de la solution de l'importante question qui nous occupe, c'est dans la pratique, l'expérience et les faits qu'il faut chercher une conviction. Les faits bien observés, recueillis avec discernement, rapprochés et sagement coordonnés sont les seuls élémens à l'aide desquels l'homme puisse établir quelque certitude dans une connaissance quelconque. Cette vérité, déjà si évidente pour tous les genres de sciences dont puisse s'occuper l'esprit humain, devient bien plus palpable encore pour l'art médical, qu'on pourrait appeler la science d'observation par excellence.

Or, des miliers d'observations recueillies par un grand nombre d'auteurs, tant anciens que modernes, notamment par le savant feu Cullerier, et par nous-même, nous démontrèrent quatre vérités de la plus haute importance pour la question qui nous occupe.

1°. *Un individu affecté de la blennorrhagie, peut, par le commerce sexuel, transmettre des chancres, des bubons et d'autres affections caractéristiques d'une infection vérolique.* Ainsi, trois jeunes-gens voient une femme affectée de la blennorrhagie: l'un contracte la même maladie, l'autre un bubon, et le troisième s'en retire sain et sauf. — M...., depuis six mois, voit uniquement sa femme, laquelle n'offre qu'un écoulement blennorrhagique. A cette époque son gland se couvre d'excroissances syphilitiques. — Un jeune homme qui, depuis six mois, avait un écoulement blennorrhagique, qu'il regardait comme un simple échauffement, communique des chancres à deux sœurs, lesquelles n'avaient été vues que par lui. —Une jeune personne, qui, depuis longtems, n'offrait qu'un simple écoulement blennorrhagique, communique des ulcères vénériens à un individu qui n'avait vu d'autre femme qu'elle. — Une jeune fille de cinq à six ans, laquelle n'avait jamais été souillée d'aucun attouchement, éprouve des douleurs ostéocopes et présente des excroissances syphilitiques à la vulve, qu'elle a héritées de ses père et mère, lesquels n'avaient jamais éprouvé qu'un simple écoulement vénérien.—Des chancres se manifestent à la gorge d'une fille de vingt ans, laquelle ne s'était jamais exposée à contracter la maladie. Elle les a hérités de ses père et mère, qu'elle apprend avoir été affectés d'une blennorrhagie syphilitique.

2.° *Une personne affectée de chancres, de pustules, de bubons, etc., peut com-*

muniquer la blennorrhagie, quoiqu'elle n'offre nullement ce symptôme.—M... J..., lequel offrait pour tout symptôme de syphilis un seul chancre au prépuce, communique la blennorrhagie la plus intense à une jeune demoiselle, laquelle avait joui jusques-là de la santé la plus florissante, et venait de succomber pour la première fois. — Mademoiselle L..., personne âgée de seize ans, laquelle a toujours observé la conduite la plus irréprochable, et est issue de la famille la plus saine, se voit affectée d'un écoulement syphilitique des plus douloureux, qu'elle a reçu de son mari, lequel n'offrait qu'un bubon syphilitique à l'aine droite. — Un Italien de mes cliens, affecté d'une carie à la partie inférieure et externe de l'os péroné de la jambe gauche, communique un écoulement vénérien à une jeune personne, et un chancre à une autre.

3.° *A la blennorrhagie peuvent se joindre des chancres, des bubons, etc., en même tems que ces dernières affec-*

tions sont fréquemment le résultat de la disparition de la première, quand elle n'a point été combattue par un traitement rationnel et méthodique. — Des chancres se manifestent chez un individu, par suite de la suppression d'une blennorrhagie. La suppression des chancres est suivie de deux bubons aux aines. — Deux bubons se déclarent chez une dame affectée de blennorrhagie : la première guérit en raison des progrès des bubons. — M. Lagneau guérit par l'emploi du mercure, une carie et plusieurs pustules syphilitiques, lesquelles s'étaient déclarées sept à huit ans après la guérison incomplète d'une blennorrhagie. La personne ne s'était nullement exposée depuis à contracter la syphilis.

4.° *En sens inverse, la gonorrhée peut succéder à la disparition des chancres, des bubons et des autres symptômes caractéristiques d'une infection locale ou générale.* — Je guéris, il y a cinq ans, une jeune dame d'une blennorrhagie chronique, laquelle s'était déclarée par suite de l'application imprudente de la pierre infernale sur deux chancres qu'elle avait offerts trois mois auparavant dans la muqueuse de la bouche. — M. D... alla consulter un médecin pour bubons aux aines. L'homme de l'art ayant prescrit des frictions mercurielles sur les tumeurs, sans aucun traitement interne, celles-ci disparurent presque subitement, et, deux mois après, M. D... était affecté d'une blennorrhagie abondante, quoiqu'il ne se fût nullement exposé depuis à contracter la syphilis. — Nous croyons que, quand l'intérêt de la science et de l'humanité le réclament, l'on doit toujours s'empresser de faire l'aveu sincère de ses fautes. Un jeune homme de la Belgique vint en 1819, me consulter sur une carie vénérienne au tibia, dont les progrès toujours croissans faisaient présager de très-grands désordres. Persuadé qu'il était urgent d'arrêter la marche désorganisatrice d'une telle affection, je fis chauffer un *bouton de feu* jusqu'au rouge-blanc, brûlai la partie malade dans toute son étendue, et obtins ainsi une guérison locale aussi parfaite que possible. Mais ayant négligé de prescrire un traitement anti-vénérien complet, le malade revint me consulter trois à quatre mois après l'opération, pour un écoulement syphilitique, lequel s'était manifesté sans qu'il se fût nullement exposé à aucune des circonstances susceptibles de transmettre le virus syphilitique. Un traitement méthodique, par mes *pilules anti-syphilitiques*, prévint toute autre affection ultérieure, et jusqu'ici, le sujet, que je n'ai point perdu de vue, n'a offert aucun nouveau symptôme de syphilis.

D'après ces observations, et une foule d'autres que l'on trouve consignées dans les ouvrages des meilleurs auteurs, l'on ne peut nullement contester toute l'exactitude de cette vérité importante : *le virus de la blennorrhagie syphilitique, et celui de l'infection vénérienne, soit interne, soit locale, sont parfaitement identiques.* Conséquemment, les anti-syphilitiques proprement dits, sont également indispensables dans l'un et l'autre cas.

En faveur de notre opinion, et contre celle contraire de quelques médecins obscurs de nos jours, trop souvent mus par la cupidité, si ce n'est par l'ignorance, nous invoquons l'autorité imposante de tout ce dont l'art médical s'honore le plus, notamment *Astruc*, *Benedictus*, *Bethencourt*, *Bressavole*, feu *Cullerier*, *Fabre*, *Hunter*, *Lagneau*. *Leonicerus*, *Lombard*, *Manard*, *Monteggia*, *Richerand*, *Petronius*, *Pinel*, *Vigarous*, les facultés françaises et presque toutes les européennes.

D'après donc toutes ces observations et considérations, personne ne peut conserver le moindre doute que les succès obtenus dans le traitement, sans antisyphilitiques, des blennorrhagies, ne doivent absolument être attribués qu'à la non-existence du virus vénérien dans ces différens cas, et que jamais ces mêmes moyens ne peuvent suffire à la guérison radicale des blennorrhagies virulentes, si l'on n'a eu soin de détruire complètement la véritable cause de la syphilis.

Etablissant donc notre base de traitement de la blennorrhagie sur la distinction que nous en faisons en *syphilitique* et en *non-syphilitique*, nous devons le diviser de même en vénérien et en non-vénérien.

Mais, m'objectera-t-on, s'il est facile de démontrer par les faits que la blennorrhagie est tantôt syphilitique et tantôt purement inflammatoire, comment pourra-t-on distinguer si celle que l'on a traitée appartient à l'une ou à l'autre espèce, puisque l'on ne trouve, ni dans la marche, ni dans les symptômes de cette affection, aucune preuve qu'elle soit vénérienne ou non ?

A ce, je répondrai qu'ici, comme dans le plus grand nombre des cas, le jugement et le raisonnement doivent venir au secours de la personne qui en entreprend la cure, et que c'est de sa sagacité que doit jaillir une masse de probabilités propres à établir quelque certitude dans son esprit, et à déterminer à prendre le parti commandé par la prudence.

Ainsi, l'écoulement se manifeste-t-il chez un individu qui n'a jamais usé du commerce sexuel, ou n'a coïté qu'avec des personnes saines? ne s'est-il exposé à aucune des autres circonstances susceptibles de transmettre la syphilis? en même tems qu'il a toujours joui d'une très-bonne santé, quant à la maladie qui nous occupe, est-il issu de parens parfaitement sains? enfin, pour borner ici l'énumération des renseignemens que l'on doit rechercher en pareil cas, cet écoulement n'est-il ni âcre, ni verdâtre, ni accompagné d'aucun autre symptôme syphilitique, comme ulcérations, pustules, bubons, etc., l'on peut conclure que la blennorrhagie est purement inflammatoire et que les anti-syphilitiques ne sont point indispensables à sa guérison.

Au contraire, la personne qui souffre d'une gonorrhée, est-elle issue de parens vérolés? fut-elle déjà atteinte de quelque symptôme de syphilis non méthodiquement traité? s'est-elle livrée à l'acte sexuel avec des créatures malsaines, crapuleuses ou d'une conduite tant soit peu suspecte ? s'est-elle trouvée sous l'influence de quelqu'autre circonstance capable de déterminer une infection vénérienne ? l'écoulement est-il très-âcre, très-verdâtre et accompagné de quelqu'autre symptôme du mal de Vénus ? l'on conclut que la blennorrhagie est virulente, et qu'elle réclame impérieusement l'emploi des anti-syphilitiques.

Après avoir divisé la blennorrhagie en locale et générale, en syphilitique et non syphilitique, en aigue et en chronique, abordons d'une manière spéciale le mode de traitement qui convient à chacune de ces espèces, après quoi nous parlerons des accidens qui peuvent survenir pendant le cours de cette affection, ainsi que de celle chez les femmes, qui offre la plus parfaite analogie avec celle que nous venons de décrire, quant à la marche, aux symptômes et aux moyens de guérison.

Que la blennorrhagie soit syphilitique

ou non, elle offre à combattre une série de symptômes inflammatoires, dont l'indication requiert un certain nombre de moyens curatifs, que nous diviserons en hygiéniques, pharmaceutiques et chirurgicaux.

1°. MOYENS HYGIÉNIQUES.

Pour procéder avec plus d'ordre dans l'exposition des différentes matières de l'hygiène, dont le sage emploi est nécessaire à la curation de la maladie qui nous occupe, suivons la classification qu'en a donnée le célèbre et savant Haller, c'est-à-dire en *circumfusa*, *applicata*, *ingesta*, *excreta*, *gesta* et *percepta*.

a. *Circumfusa*, (choses qui nous entourent.)

α. Éviter de passer subitement d'une température chaude à une température froide. Il en pourrait effectivement résulter de funestes métastases.

β. Se tenir dans la température la moins froide possible.

γ. Ne point marcher contre les vents, surtout contre ceux du nord.

δ. Ne pas s'exposer à l'air dans les tems froids et humides.

b. *Applicata*, (choses qui s'appliquent à la surface du corps.)

α. Porter une chemise de flanelle.

β. Se vêtir chaudement, surtout dans les tems froids.

γ. Éviter la trop grande chaleur du lit, laquelle rend les érections plus fréquentes et plus douloureuses.

δ. Prendre un bain tiède tous les jours ou tous les deux jours. Ces bains tièdes sont ceux qui ont à peu près la même température que celles du corps, c'est-à-dire 28 à 30 degrés, thermomètre de Réaumur.

υ. Bains de siége à la même température.

ζ. Immersions fréquentes de la verge dans l'eau tiède.

c. *Ingesta*, (alimens et boissons.)

Le régime sera en général médiocrement sévère, et le malade se privera de tous alimens de haut goût, de toutes boissons excitantes et de toutes salaisons.

d. *Excreta*, (matières hétérogènes qui doivent être éliminées du corps.)

α. Favoriser la transpiration par tous les moyens possibles.

β. Entretenir la liberté du ventre par des alimens de facile digestion ; l'abstinence des alimens de haut goût, des boissons excitantes et des salaisons ; par un doux exercice après le repas ; par des lavemens émolliens, etc.

γ. Éviter en général tout ce qui pourrait produire la suppression des évacuations, soit naturelles, soit accidentelles, telles que flux menstruel, flux hémorrhoïdal, lochies, vésicatoires, cautères, etc.

e. *Gesta* (exercices du corps.)

α. Consacrer à un paisible sommeil le plus de tems possible.

β. Ne se livrer à aucun exercice pénible et fatigant.

δ. User cependant d'un exercice doux et modéré.

f. *Percepta*, (exercices de l'esprit.)

α. Vivre dans une parfaite tranquillité d'âme.

β. Ne se livrer à aucun exercice pénible de l'esprit.

γ. De la gaîté et des distractions douces et agréables.

Peut-être nos lecteurs trouveront-ils que nous nous sommes étendus un peu trop longuement sur les moyens hygiéniques; mais s'ils veulent bien réfléchir que de leur sage emploi ou bien de leur abus dépend la curation prompte ou la prolongation indéfinie de la blennorrhagie, ils jugeront, nous l'espérons, que c'est avec la plus juste raison que nous sommes entrés dans ces détails, et qu'ils ne sont rien moins que minutieux.

2°. MOYENS PHARMACEUTIQUES.

Les moyens pharmaceutiques employés contre la blennorrhagie se divisent en non mercuriels et en mercuriels.

a. *Moyens pharmaceutiques non anti-syphilitiques.*

Infusion de mauve et de guimauve.

Légère décoction de graines de lin, de chenevis, d'orge, de racine de guimauve et de fraisier.

On édulcorera ces différentes boissons avec du sucre, du miel ou du bois de réglisse.

On pourra substituer à ces boissons d'autres plus agréables, comme le *petit-lait*, le *sirop d'orgeat*, le *sirop capillaire*, celui de *gomme arabique*, etc.

L'on administre assez habituellement

avec les boissons que nous venons d'indiquer le *sel de nitre* ou *nitrate de potasse*, à la dose de dix à vingt grains par litre d'eau. Il est, à cette dose, diurétique et même rafraîchissant. On pourrait aussi administrer les acides minéraux ou végétaux, lesquels, suffisamment étendus d'eau, deviennent comme on le sait, tempérans et rafraîchissans.

Nous allons indiquer différentes formules de boissons anti-phlogistiques, dont il conviendra de faire usage dans la période d'inflammation.

Tisane commune de chiendent.

Racine de chiendent.... 1 once.
Eau commune........ 3 livres,
Faites bouillir jusqu'à réduction de 2 liv.
A la fin de l'ébullition ajoutez :
Racine de réglisse ratissée,
découpée............ 2 gros.
Sel de nitre........ 20 grains.
On en prend un ou deux litres par jour.

Eau d'orge.

Orge en gruau lavé.. 1 demi-once.
Eau .... 2 $\frac{1}{2}$ livres.

Faites réduire d'un tiers et ajoutez :

Sirop de guimauve.. 1 once.

On en prend un ou deux litres par jour.

Bourrache sèche.. $\frac{1}{4}$ demi-poignée.
Faites légèrement bouillir dans
Eau de fontaine........ 2 livres.
Ajoutez sirop capillaire.. 2 onces.

Gomme arabique .... . 2 gros.
Gomme adragant.... .. 1 gros.
Faites dissoudre dans
Eau de fontaine........ 2 livres.
Sucre candi............ 3 onces.

On prend ces deux dernières boissons par verrée, de deux en deux heures.

Les différentes boissons que nous venons d'indiquer n'agissent point comme spécifiques, ainsi que le pensent plusieurs empyriques ; ils ne produisent les bons effets qu'on leur reconnaît, qu'en calmant la disposition inflammatoire générale, et par conséquent la locale, ainsi qu'en étendant les urines qui deviennent alors moins âcres et causent moins de cuisson lors de leur éjection.

D'après la connaissance du mode d'agir de ces boissons, on conclura aisément qu'il est assez indifférent d'avoir recours à l'une ou à l'autre, et de les varier pendant le cours du traitement, selon le goût et les caprices du malade.

Quelquefois les érections sont si fréquentes et si douloureuses, que le malade ne peut se livrer au sommeil ni rendre les urines sans éprouver les douleurs les plus atroces. Qu'il se garde bien alors d'immerger la verge dans l'eau froide; qu'il adjoigne plutôt aux anti-phlogistiques les calmans les plus énergiques, tels que l'*opium*, le *camphre*, la *belladone*, la *jusquiame*, le *laudanum liquide de Sydhenham*, etc., etc.

Voici quelques formules de médicamens calmans :

Pilules.

Extrait d'opium .... 4 grains.
Poudre de réglisse ..... 1 scrupule.
Sirop de gomme arabique, quantité suffisante.

Mêler et diviser en huit pilules. A prendre une pilule tous les jours, à jeûn.

Émulsion.

Émulsion simple...... 1 livre.
Sirop diacode......... 1 once.

Mêler le tout. A prendre par verrée, d'heure en heure.

Potions.

Eau distillée de roses.. 2 onces.
Sirop de sucre ...... 1 once.
Extrait d'opium...... 2 grains.

Mêler.

On prendra cette boisson par cuillerées, qu'on rapprochera ou qu'on éloignera, selon l'intensité que l'on veut donner aux effets calmans.

Eau distillée de fleurs de tilleul.... .... 6 gros.

Sirop diacode.......... 6 gros.

Mêler.

A prendre en une seule fois.

Décoction blanche.... 2 livres.

Sirop diacode........ 1 once.

Mêler.

A prendre par verrée.

Extrait de jusquiame en poudre........ 1 gros.

Poudre d'assa fœtida.. 1 scrupule.

Camphre en poudre.. 1 demi-gros.

Mêler et diviser en 48 pilules.

Poudre de belladone.. 2 scrupules.

Sirop de gomme arabique, quantité Suffisante.

Mêler et diviser en 16 pilules.

A prendre une le matin et une le soir.

Extrait de belladonne.. 1 scrupule.
Poudre de valériane
sauvage.... .... 1 scrupule.
Mêler et diviser en 12 doses.

Camphre en poudre... 1 gros.
Diviser en trois doses.

Chaque paquet du camphre fait une impression très-forte sur la surface gastrique et donne lieu à des effets sympathiques qui, en thérapeutique, se montrent souvent sédatifs ou calmans. M. Richard de la Prade, médecin de l'Hôtel-Dieu de Lyon, a expérimenté que le camphre, à la dose de deux scrupules dans les vingt-quatre heures, calme d'une manière sûre les accidens des gonorrhées avec érections douloureuses : au-dessous de cette dose, cette substance n'a plus qu'une sédation imparfaite.

Dans le cas de courbure du membre viril, que l'on désigne communément sous le nom de *chaude-pisse cordée* ou *arquée*, l'on devra bien se garder d'essayer de le redresser par des moyens violens et mécaniques, comme le pratiquent quelques personnes imprudentes. Il pourrait arriver alors que le canal de l'urèthre se rompît, ne se cicatrisât que trés-difficilement et devint même le siége d'ulcères sanieux très-opiniâtres.

b. *Moyens anti-syphilitiques.*

L'existence fréquente d'un virus dans la blennorrhagie ; l'identité de ce virus avec celui de la vérole d'emblée ; les accidens véroliques qui n'accompagnent et ne suivent que trop souvent la blennorrhagie, sont des raisons assez puissantes pour déterminer les personnes prudentes à ne point se borner à l'usage des anti-phlogistiques dans le traitement de cette maladie, et à recourir aux vrais spécifiques que nous possédons contre la syphilis.

Le mercure étant un médicament excitant, qui, administré dans la période inflammatoire, augmenterait infailliblement, comme tous ceux de cet ordre, l'intensité de l'inflammation, il ne faut y recourir que quand celle-ci aura disparu, ou qu'elle sera presque nulle.

Outre que notre méthode de traitement par nos pilules permet de procéder à la destruction du mal dès son origine, elle opère la guérison sans qu'il soit nécessaire de s'astreindre à tous les préceptes hygiéniques dont nous venons de faire une si longue énumération, d'après la plupart des médecins du jour.

3.e MOYENS CHIRURGICAUX.

Lorsque le sujet est jeune, vigoureux et sanguin, il faut lui pratiquer une saignée au bras.

Quinze à vingt sangsues appliquées au périnée, produisent une dérivation bienfaisante.

L'immersion fréquente du membre viril dans un liquide mucilagineux, à la température tiède; l'injection souvent répétée du même liquide dans le canal de l'urèthre, à l'aide d'une petite seringue; l'application pendant la nuit, d'un cataplasme émollient sur le périnée, les testicules et le membre viril, sont autant de moyens qui produisent une détente et un soulagement prompts et manifestes.

Il sera toujours prudent de soutenir les testicules avec un suspensoire, pour éviter le tiraillement douloureux de ces organes et pour en prévenir l'inflammation métastatique.

Les vésicatoires appliquées à la partie interne des cuisses, sont de prompts et salutaires dérivatifs.

B. *Blennorrhagie chronique.*

La blennorrhagie est dite *chronique*, lorsqu'elle ne consiste plus qu'en un simple écoulement de mucus par le canal de l'urèthre, avec disparition de la tension, de la douleur et des autres phénomènes inflammatoires.

Les différens autres noms sous lesquels on désigne cette affection, sont *blennorrhée*, *suintement uréthral habituel*, etc.

Les principales causes de l'affection qui nous occupe, sont :

1.° L'atonie, ou le relâchement de la muqueuse uréthrale.

2.° Le défaut de ton de tous les systèmes de l'économie.

3.° La présence d'ulcères syphilitiques dans la muqueuse de l'urèthre.

4.° L'existence du virus syphilitique dans le torrent de la circulation.

5.° Le rétrécissement partiel ou général du canal de l'urèthre.

6.° L'usage prématuré des plaisirs de l'amour.

7.° Les écarts de régime.

8.° Enfin, l'habitude vicieuse qu'a contractée la nature de se débarrasser d'une portion d'humeur superflue par la muqueuse uréthrale.

Traitement de la blennorrhagie chronique.

Autant les causes de la blennorrhée sont variées, autant devront l'être les moyens curatifs ; ainsi :

1.° Est-elle entretenue par la flaccidité de la muquense de l'urèthre? On usera des moyens suivans :

a. Imersion des testicules et du membre génital dans l'eau à la glace.

b. Injections dans le canal de l'urèthre avec l'un des liquides suivans :

Eau de Cologne, une cuillerée à café par verre d'eau.

Eau unie à une certaine quantité de vinaigre, de vin ou d'eau-de-vie.

Sulfate acide d'alumine.. 2 gros.
Eau distillée........... 1 once.

Acétate de plomb liquide. 1 demi-once.
Eau-de-vie............ 1 demi-once.
Eau distillée.... .... 1 livre.

Sulfate de zinc......... 2 gros.

Pulvérisez dans un mortier de verre, et ajoutez peu à peu :

Eau commune... ..... 2 livres,
Vin d'opium.......... 1 demi-once,

2.° La maladie tient-t-elle au relâchement de toute l'économie? Il faut prescrire des alimens toniques, le vin généreux, le quinquina, les eaux ferrugineuses, et des pilules ainsi préparées :

Térébenthine cuite..... 2 gros.
Cachou .... 2 gros.
Quinquina en poudre ... 4 scrupules.
Baume de copahu...... 4 scrupules.

Faite une masse, que vous diviserez en 144 pilules.

On en prendra de 10 à 20 par jour, et on boira un verre d'eau ferrée par-dessus.

On fera, de plus, dans le canal de l'urèthre des injections avec l'un des liquides astringens que nous venons d'indiquer.

Il est en général prudent de faire suivre les injections astringentes d'un ou de plusieurs purgatifs.

3.° Sont-ce des ulcères syphilitiques dans le canal de l'urèthre qui entretiennent l'écoulement dont il est le siége? On usera intérieurement des anti-syphilitiques, parce qu'il doit y avoir absorption d'une plus ou moins grande quantité de virus, et on fera dans le canal des injections avec l'un des liquides suivans :

Muriate de mercure doux. 1 demi-once.
Solution de gomme arab.e. 12 onces.
Mêler et agiter

Sublimé corrosif .... 5 grains.
Eau distillée .... 1 livre.
Vin d'opium . ... 3 gros.

On étendra cette injection avec une plus ou moins grande quantité d'eau, selon la sensibilité du sujet.

Il est inutile d'avertir que cette injection ne peut convenir que quand les ulcères sont indolens.

4.° La blennorrhagie chronique cédera à un traitement anti-syphilitique complet, quand elle sera entretenue par l'existence du virus syphilitique dans l'économie.

5.° L'introduction dans l'urèthre de bougies, dont on augmentera graduellement le calibre, fera cesser celle qui tient au rétrécissement du canal.

6°. La continence guérira la gonorrhée dont la chronicité aura pour cause l'usage prématuré des plaisirs de l'amour.

7°. Un régime tel que nous l'avons indiqué en parlant des moyens hygiéniques, fera cesser celle qui tient à des écarts de régime.

8°. Quant à l'habitude vicieuse que contracte quelquefois la nature d'évacuer par la membrane uréthrale une portion d'humeur superflue, elle offre la plus grande opiniâtreté et ne peut guère céder qu'à de puissans révulsifs et astringens, employés tant localement que généralement.

Nous ferons connaître dans notre formulaire, un liquide qui nous a toujours réussi depuis deux ans contre le cas qui nous occupe.

Si la blennorrhagie n'est que locale, cas que l'on présume ordinairement lorsqu'elle se manifeste immédiatement après un commerce impur, l'on fera après quelques injections émollientes dans le canal de l'urèthre, et 3 à 4 fois par jour, celle dont voici la formule :

Sublimé corrosif................ 5 grains.
Eau distillée.................... 1 livre.
Vin d'opium.................... 2 gros.

Si cette injection exerce une trop forte crispation dans le canal, on aura soin de l'étendre d'une plus ou moins grande quantité d'eau commune.

VARIÉTÉS ET ACCIDENS

DE LA BLENNORRHAGIE.

1°. *Blennorrhagie du gland.*

La blennorrhagie du gland, ou *gonorrhée bâtarde*, consiste en un suintement inflammatoire de la muqueuse qui recouvre le gland, et de celle qui termine le canal de l'urèthre. Les causes en sont à peu près les mêmes que pour la blennorrhagie ordinaire ; mais une des causes spéciales de cette variété, est le séjour de la matière sébacée entre le prépuce et le gland chez les personnes malpropres. On sent bien alors qu'elle n'est pas vénérienne.

Cette maladie peut coïncider ou non avec la blennorrhagie ordinaire.

Le traitement de cette affection est absolument le même que celui de la blennorrhagie ordinaire, ainsi, comme dans celle-ci, combattre d'abord l'inflammation par les anti-phlogistiques locaux et généraux, administrer les anti-syphilitiques, quand elle est syphilitique, et recourir aux astringens, si elle prend le caractère de la chronicité.

2°. *Gonflement de la prostate.*

Lorsque la blennorrhagie se manifeste par des symptômes violens, la prostate devient quelquefois le siége d'une inflammation sympathique plus ou moins intense. On reconnaîtra que la prostate est enflammée, aux symptômes suivans : le malade éprouvera d'abord un sentiment de tension, de resserrement, de douleur et de pesanteur dans la région des lombes; les envies d'uriner se répéteront fréquemment; l'éjection des urines se fera difficilement, et elle sera accompagnée d'un sentiment de cuisson vers le col de la vessie; cette difficulté d'uriner augmentera par les efforts; le doigt introduit dans le rectum sentira un gonflement plus ou moins considérable, entourant le col de la vessie; une sonde introduite dans le canal de l'urèthre ne pourra pénétrer dans la vessie. Si l'inflammation fait des progrès, bientôt les douleurs deviendront de plus en plus cuisantes, l'éjection des urines deviendra impossible, des ténesmes (*constipations douloureuses et opiniâtres*,) et un poids très-douloureux se feront sentir dans la région du périnée, tous les symptômes d'une fièvre inflammatoire se déclareront, et le malade succombera bientôt à la violence de l'inflammation, si l'on ne vient promptement à son secours.

Cette inflammation réclame l'emploi

des anti syphilitiques et des anti-phlogistiques les plus énergiques. Il faudra de plus faire parvenir une sonde dans la vessie par le canal de l'urèthre. Si la tuméfaction de la glande offre un obstacle insurmontable au passage de celle-ci, il sera nécessaire de recourir à la ponction de la vessie au-dessus du pubis, sans quoi l'on verrait promptement se déclarer une fièvre *urinaire* mortelle.

Le but du traitement est de faire terminer la maladie par la résolution ; mais il s'en faut de beaucoup que cette terminaison favorable couronne toujours nos efforts. Le plus souvent, en effet, la maladie se termine par la suppuration, terminaison qu'annoncent la diminution des symptômes inflammatoires, les frissons et une fièvre avec redoublement vers le soir. L'on ne peut, dans cette terminaison fâcheuse, espérer de guérison que dans le cas où le pus se frayerait une route dans le canal de l'urèthre ou dans la vessie. Aussi, doit-on essayer de déterminer une ulcération dans les parois de foyer qui fait saillie à l'entrée de la vessie ou dans le canal de l'urèthre, par l'introduction fréquente dans celui-ci d'une sonde élastique, dont l'extrémité peut la déterminer par son action mécanique. Lorsque, soit par les efforts de la nature, soit par les soins de l'art, le pus se sera fait jour dans l'un des deux organes susdits, l'on maintiendra dans le canal une sonde à demeure, tant pour favoriser la cicatrisation de la plaie, que pour donner issue aux urines et à la matière purulente.

Mais trop souvent le pus se fraie une route dans la cavité du bassin. Que de désordres alors n'a-t-on pas à redouter! Il peut, en effet, par son action irritante, déterminer dans les organes qui y sont contenus, l'inflammation la plus intense, promptement suivie de la gangrène et de la mort. Il pourrait cependant arriver que le pus se frayât un chemin dans la cavité du bassin sans enflammer aucun des organes qui y sont contenus. Filant, dans ce cas, à travers le tissu cellulaire qui enveloppe ceux-ci, il viendrait former aux environs du bassin un abcès par congestion, qu'il faudrait ouvrir presque dès son apparition. De plus, il pourrait arriver que le pus fût enlevé par les vaisseaux absorbans.

Le gonflement de la prostate n'est pas uniquement déterminé par l'acuité (*violence*, *activité*) des symptômes de la blennorrhagie : il est souvent la suite tardive de celle-ci, et peut se déclarer dix et même vingt ans après la disparition de cette affection, surtout chez les vieillards qui, dans leur jeunesse, furent affectés d'un grand nombre de gonorrhées. Il peut encore être le résultat de grands excès dans les plaisirs vénériens. Les symptômes et le traitement sont, dans ces deux derniers cas, les mêmes que dans le premier.

3°. *Tumeurs entre les bourses et l'anus.*

Quelquefois, dans l'intensité d'une blennorrhagie, il se manifeste des tumeurs inflammatoires entre les bourses et l'anus.

On pense qu'elles sont produites par

l'inflammation des glandes de Cowper. Quoi qu'il en soit, il faut tâcher de les conduire à la guérison par les topiques émolliens. Si elles se terminent par suppuration, il faudra percer, dans toute leur longueur, les petits abcès qui en résulteront, pour éviter des clapiers et des fusées dans le tissu lâche environnant.

4°. Testicule vénérien, (Chaude-pisse tombée dans les bourses.)

L'étroite sympathie qui lie entre eux tous les organes qui composent l'appareil génital, rend très-fréquente l'inflammation sympathique ou métastatique des testicules, pendant le cours de la blennorrhagie aiguë. Le moyen de transmission de cette inflammation sont les *canaux éjaculateurs*, situés entre les testicules et la portion de l'urèthre qui correspond au *vérumontanum*. (Voyez notre petit dictionnaire pour la signification de ce mot.)

L'inflammation peut siéger dans les

deux testicules ou dans un seulement. Dans ce dernier cas, c'est presque toujours le gauche qu'elle affecte.

Tantôt l'inflammation du testicule a lieu avec la disparition totale de celle de la muqueuse uréthrale, et tantôt avec diminution seulement de celle-ci.

Les injections astringentes dans le canal de l'urèthre, l'immersion du membre viril dans un liquide froid, le passage subit d'une température chaude à une température froide, une marche prolongée et violente, la danse, l'escrime, l'équitation, le coït, la masturbation, la pression ou la torsion du membre, l'usage trop souvent réitéré des purgatifs drastiques, et surtout les funestes drogues que l'on annonce journellement dans les journaux d'affiches, comme pouvant guérir la gonorrhée en peu de jours, sont les causes les plus fréquentes de l'inflammation du testicule pendant la blennorrhagie.

Le testicule enflammé acquiert bientôt

un volume triple de l'ordinaire et devient le siége de douleurs très-vives, accompagnées de tiraillemens très-sensibles et très-incommodes dans le cordon spermatique correspondant à ce faisceau qui soutient les testicules dans les bourses.

Traitement.

On préviendra la maladie en écartant, pendant tout le cours de la blennorrhagie, les causes que nous venons d'énumérer.

Si l'inflammation du testicule est récente et qu'elle ait lieu avec disparition de celle de la muqueuse uréthrale, il faut tâcher de la rappeler dans son siége primitif, d'une part, en faisant dans le canal des injections irritantes et en y introduisant une bougie; de l'autre, en plongeant le testicule dans l'eau à la glace ou tout autre répercussif, comme l'emplâtre fait avec la *terre cimolée* pétrie dans du vinaigre.

Dans la période non aiguë, on passera des répercussifs aux résolutifs, comme l'emplâtre de *Vigo cum mercurio*, *l'onguent mercuriel*, etc., dont on frictionnera l'organe testiculaire.

On doit bien se garder de faire un usage abusif des répercussifs et des résolutifs, leur abus pouvant déterminer un sarcocèle, et, par suite, l'atrophie du testicule.

Il faut éviter de faire pénétrer les bougies et les injections trop avant dans le canal de l'urèthre; car, parvenant jusqu'au vérumontanum, sur les côtés duquel viennent se terminer les canaux éjaculateurs, elles y produiraient une irritation qui ne tarderait pas de se transmettre au testicule et d'agraver ainsi les symptômes inflammatoires.

Quand l'inflammation du testicule n'a lieu qu'avec diminution de celle de la muqueuse uréthrale, ou que le tems qui s'est écoulé depuis son apparition ne permet plus de recourir aux répercussifs, il faut administrer les anti-phlogistiques locaux et généraux les plus énergiques, comme plusieurs saignées au bras, si les forces du sujet le permettent; une forte application de sangsues au périnée ou à l'anus, la diète, les topiques émolliens, etc., etc.

Quand on n'a pu répercuter l'inflammation métastatique du testicule, la résolution ne s'opère qu'avec lenteur; souvent même l'épididyme est le siége d'un engorgement partiel qui subsiste pendant des années et même toute la vie. Cet engorgement est presque toujours sans danger, à moins qu'un nouvel engorgement ne l'augmente et ne détermine un sarcocèle.

Il arrive rarement que l'inflammation du testicule se termine par suppuration. Cette terminaison est très-souvent fâcheuse, la fonte entière et l'atrophie de cet organe en étant fréquemment la suite inévitable. Lorsque la suppuration sera bien établie, il sera préférable d'ouvrir l'abcès par une ponction faite selon l'art, que d'abandonner ce travail à la nature.

5°. *Ophthalmie gonorrhoïque ou blennorrhagique.*

Il existe entre la muqueuse uréthrale et la *conjonctive* (membrane qui recouvre les parties superficielles des yeux), une étroite sympathie qui prédispose cette dernière à une ophthalmie métastatique, pendant le cours de la blennorrhagie.

Les causes qui la déterminent sont tout ce qui peut produire la suppression de l'écoulement blennorrhagique, comme des injections astringentes, un air vif et froid, etc., etc.; la matière de l'écoulement blennorrhagique ou de l'urine sortie d'un canal infecté, portée aux yeux avec des doigts ou tous autres corps qui en seraient salis.

L'inflammation peut avoir son siége dans un seul œil, le plus souvent dans les deux yeux.

La conjonctive devient le siége d'une douleur d'abord légère, mais qui, augmentant peu à peu, finit, après quelques jours, par devenir intolérable; le malade ressent une chaleur brûlante dans l'œil et ne peut nullement regarder fixément la lumière, quelque peu vive qu'elle soit; une matière jaunâtre ou verdâtre, semblable à celle qui s'écoule du canal de l'urèthre, s'exhale de la muqueuse oculaire.

La marche de cette ophthalmie est ordinairement rapide, le plus souvent elle parcourt ses périodes dans l'espace de huit jours.

Traitement.

L'ophthalmie blennorrhagique se combat par les mêmes moyens que l'ophthalmie en général, c'est-à-dire, par les anti-phlogistiques locaux et généraux; mais elle demande de plus : 1°. que l'on s'efforce de ramener l'inflammation dans le canal de l'urèthre, en y déterminant un degré convenable d'excitation par des injections irritantes et par l'introduction de bougies que l'on aura soin d'imprégner de la matière qui s'écoule de la conjonctive; 2°. que l'on adjoigne aux collyres quelque préparation mercurielle , si toutefois l'on adopte ce médicament ; 3°. que l'on fasse subir au malade un traitement anti-sphy-litique complet, lorsque les symptômes inflammatoires auront disparu, tant dans la muqueuse oculaire que dans l'uréthrale ; à moins toutefois que l'on ait la certitude que la blennorrhagie n'est pas syphilitique.

L'ophthalmie est quelquefois suivie d'accidens, comme ulcères et opacité de la cornée, très-rarement l'évacuation des humeurs de l'œil, etc. , etc.

Quelquefois l'ophthalmie continue d'exister indéfiniment. Très-souvent alors elle n'a d'autre cause que la présence du virus syphilitique dans la masse des humeurs. Aussi la voit-on, dans ce cas, céder ordinairement comme par enchantement au traitement anti-syphilitique complet.

6°. *Phimosis.*

Le phimosis consiste en un resserrement du prépuce sur le gland, derrière lequel il est impossible de ramener ce repli membraneux.

Le phimosis se divise en accidentel et en congénital. Le premier seul nous occupera.

L'on distingue trois espèces de phimosis : le phimosis inflammatoire, le lymphatique et le squirrheux.

1°. Le *phimosis inflammatoire* est déterminé par le gonflement inflammatoire du prépuce et du gland, ou de l'un des deux seulement. Les causes déterminantes de cette inflammation sont le contact de la liqueur blennorrhagique avec le gland et le prépuce ; l'amas de la même liqueur entre ces deux parties ; l'existence d'ulcères dans ces mêmes parties ; enfin, toute action chimique ou mécanique capable de les irriter.

Ordinairement le phimosis inflammatoire cause les douleurs les plus inouies et occasionne promptement une fièvre du genre inflammatoire. On l'a vu trop souvent se terminer par la gangrène.

2°. Le *phimosis lymphatique* consiste

dans l'infiltration séreuse du prépuce, très-rarement du gland, plus rarement encore de l'un et de l'autre.

Cette affection est ordinairement indolente, si ce n'est pendant les érections qui peuvent occasionner des tiraillemens fort douloureux dans le prépuce.

3°. Le *phimosis squirrheux* succède le plus ordinairement à une inflammation du prépuce ou du gland, ou des deux à la fois, que l'on a combattue par l'usage abusif des répercussifs et des résolutifs.

Le squirrhe (*endurcissement non douloureux d'abord*) de ces parties peut tenir à l'existence du virus cancéreux dans la masse des humeurs.

Quoi qu'il en soit, cette tumeur est d'abord indolente, puis, devenant lancinante, elle se transforme en un cancer qui ronge le membre génital et cause presque toujours la mort.

Traitement.

Lorsque le rétrécissement de l'orifice du

prépuce offre de l'obstacle à l'éjection des urines, que les douleurs sont vives et que l'on craint la gangrène, il faut recourir à l'opération suivante :

Portez à plat, jusqu'à sa base, la lame d'un bistouri droit, la pointe garnie d'une boulette de cire, entre le prépuce et le gland. Tournez alors le tranchant en haut, faites jaillir la pointe de l'instrument à travers la peau, puis, en abaissant la main et d'arrière en avant, incisez hardiment jusqu'au bord libre. Saisissez avec la main gauche le lambeau qui résulte de l'incision, emportez-le en entier, en l'incisant vers la base.

Au reste, chaque espèce de phimosis, demande un traitement particulier. Ainsi :

1°. Combattez l'inflammatoire par les anti-phlogistiques locaux et généraux.

2°. Faites des applications astringentes sur le gland et le prépuce, dans le lymphatique ; scarifiez, s'il le faut.

3°. Faites l'amputation d'une partie de la verge, quand, par les frictions mercurielles et les astringens, vous n'aurez pu réussir à faire disparaître la tumeur squirreuse et qu'elle deviendra le siége des douleurs lancinantes vives.

7°. *Paraphimosis.*

Le paraphimosis, maladie opposée à la précédente, a lieu lorsque le prépuce est porté derrière le gland et qu'il ne peut plus être ramené au-devant de cet organe.

Les causes, les différentes espèces, les terminaisons et le traitement du paraphimosis sont en général semblables à ceux du phimosis.

Dans le paraphimosis inflammatoire, l'obstacle que l'étranglement oppose au cours du sang, prédispose singulièrement le gland à la gangrène; d'où l'importance de débrider (couper le prépuce avec un bistouri) promptement.

Blennorrhagie chez la femme.

La plus parfaite analogie règne entre la blennorrhagie chez l'homme et celle chez la femme. Elles ne diffèrent que quant au siége, à la durée et à l'intensité des symptômes inflammatoires. Du reste, les causes, du moins pour la syphilitique, les espèces, le traitement, sont absolument les mêmes pour l'une que pour l'autre.

L'écoulement a son siége dans le canal de l'urèthre, et très-souvent dans la muqueuse vaginale, comme nous l'avons dit précédemment.

Cette affection se manifeste d'abord par un sentiment de prurit dans le pudendum (*parties externes de la génération chez la femme*), le vagin et le canal uréthral ; à ce sentiment de prurit en succède bientôt un autre de cuisson, mais jamais aussi vif que dans l'homme, lequel augmente par l'éjection des urines, les petites lèvres, l'orifice uréthral et la muqueuse vaginale offrent une rougeur plus ou moins vive ; ces parties sont le siége d'un gonflement quelquefois assez considérable pour empêcher le doigt de pénétrer dans le vagin ; l'approche de l'homme est douloureuse et quelquefois insupportable ; l'écoulement blanchâtre ou verdâtre suit à peu près la même marche que dans l'homme.

La blennorrhagie est chez la femme beaucoup plus long-tems à guérir que chez l'homme. La principale cause en est l'action vitale que détermine vers le vagin le travail de la menstruation. (*les règles*).

L'excès du coït rend presque incurable l'écoulement blennorrhagique chez la femme. Aussi voyons-nous cet écoulement être, pour ainsi dire, intarissable chez les filles publiques.

Il peut exister chez les femmes un écoulement blanc, connu sous le nom de *leucorrhée* ou *fleurs blanches*, qu'il ne faut pas confondre avec la blennorrhée. Comme celle-ci, elle est sans douleur ; mais elle est loin d'avoir pour cause un principe syphilitique. Cet écoulement blanc peut être occasionné par les titillations fréquentes du clitoris ; les froissemens des parties externes de la génération ; le travail préparatoire à la menstruation ; la suppression accidentelle du flux menstruel ; la grossesse ; les suites des couches ; l'âge de retour ; un polype dans la matrice ou le vagin ; une descente ou un renversement de la matrice ou du vagin ; un cancer à la matrice. Il peut de plus être occasionné par les différentes causes de la blennorrhagie non syphilitique chez l'homme, comme les écarts de régime, l'abus du coït, l'équitation trop prolongée, etc., etc. La leucorrhée n'étant pas une affection vénérienne, nous renvoyons, pour son histoire, à notre VÉRITABLE MÉDECINE SANS MÉDECIN.

Écoulement rectal.

La membrane muqueuse qui tapisse la face interne du rectum peut, comme celle de l'urèthre et du vagin, devenir le siége d'un écoulement syphilitique. La cause de cet écoulement est, comme dans la blennorrhagie virulente, le contact primitif ou consécutif du virus syphilitique avec la muqueuse rectale.

L'identité du virus qui détermine cette maladie et de celui de la blennorrhagie virulente, l'analogie de propriétés vitales dont jouissent les muqueuses uréthrale, vaginale et rectale, font facilement pressentir que la marche et le traitement de ces maladies doivent absolument être les mêmes. Nous renvoyons donc, pour l'histoire de l'écoulement rectal, à celle de l'écoulement blennorrhagique chez les deux sexes.

La blennorrhagie étant la plus fréquente des affections syphilitiques et celle par laquelle commence le plus ordinairement l'infection générale, nous avons cru devoir nous étendre un peu longuement sur son histoire. Nous traiterons beaucoup plus succinctement les autres formes de la syphilis.

SECTION DEUXIÈME.

Ulcères ou chancres.

Les ulcères vénériens sont des solutions de continuité de la peau ou des membranes muqueuses, qui offrent les caractères suivans: la partie où ils ont leur siége, est rouge et enflammée; les bords de l'ulcère sont perpendiculaires ou coupés à pic, et offrent une couleur de rouge cuivre; le fond est grisâtre, et il en suinte une plus ou moins grande quantité de pus de semblable couleur.

On distingue les ulcères syphilitiques en *primitifs* et en *consécutifs* ou *secondaires*. Les premiers se manifestent quelques heures ou quelques jours après qu'on s'est exposé à les contracter: on peut les faire disparaître à l'instant même de leur apparition, d'abord par les émolliens, s'ils sont douloureux, et ensuite par l'application de la pierre à cautère; (mais nous devons observer qu'il est prudent de se soumettre à un traitemeut complet, après cette disparition brusque des chancres). Les seconds ne se déclarent que plusieurs mois ou même plusieurs années après l'introduction du virus dans l'économie, et réclament un traitement général, parce qu'ils sont des symptômes d'une vérole complète.

Les parties où se manifestent spécialement les ulcères syphilitiques sont le prépuce, le gland, le canal de l'urèthre, les grandes lèvres, le vagin, les lèvres, la face interne des joues, la gorge, les fosses nasales et le rectum. Il n'est pas très-rare de les voir siéger dans la peau : nous vîmes un individu dont presque toute l'étendue de cet organe était convertie en une énorme cicatrice, par suite des progrés d'un ulcère syphilitique ambulant, et dont nous ne parvînmes à arrêter les progrès, que par une forte dose de nos pilules anti-syphilitiques.

Les ulcères syphilitiques prennent quelquefois le caractère *phagédénique* ou rongeant, et peuvent alors déterminer les ravages les plus affreux dans l'économie. C'est ainsi qu'on a vu de semblables ulcères ronger les lèvres, les joues, la langue, le nez, la luette, les voiles du palais, les cordes vocales, le rectum, les organes génitaux chez l'un et l'autre sexe, et enlever ainsi les sujets, de la mort la plus terrible. Rien alors n'est plus pressant que d'en arrêter les progrès par le fer rougi au feu jusqu'au blanc.

Il est une variété d'ulcères syphilitiques à laquelle on donne le nom de *fissures* ou *rhagades*. Ce sont des ulcérations allongées et étroites, siégeant à l'origine des membranes muqueuses et aux replis naturels de la peau. Les endroits où on les observe le plus fréquemment sont les commissures des lèvres, les coins des yeux, l'anus, la commissure postérieure des grandes lèvres (leur réunion en arrière), entre les doigts des mains et des pieds, le replis de la cuisse, etc., etc. Elles ont, quant à la forme, là plus parfaite analogie avec les *gerçures* ou crevasses, qu'on remarque si communément entre les doigts des personnes auxquelles il arrive souvent d'exposer leurs mains au froid, après les avoir trempées dans l'eau.

C'est ici le lieu de parler des *fistules*. Ce sont des solutions de continuité suppurantes, plus ou moins étroites, lesquelles communiquent avec une cavité naturelle ou un conduit excréteur. On a donné à ces fistules des noms différens, selon la partie où elles ont leur siége et selon le liquide auquel elles donnent passage. C'est ainsi qu'on distingue des fistules *séreuses*, *lacrymales*, *biliaires*, *urinaires*, *salivaires stercorales*, *aériennes*, *etc.*

« On emploie, pour guérir les fistules, » des procédés opératoires qui varient selon » l'espèce de fistule et selon les causes qui » l'ont produite. Lorsque les voies naturelles ne sont qu'obstruées, on cherche à » les rétablir à l'aide de corps dilatans, tels » que les canules et les sondes; si on ne peut » lever l'obstacle et rétablir le cours natu-

» rel du liquide, on lui pratique une route
» artificielle, de manière qu'il tombe dans
» la cavité où il s'écoule naturellement.
» Dans d'autres cas, on incise le trajet fis-
» tuleux, ou bien on le détruit par la liga-
» ture, par les caustiques, par l'excision,
» la compression, etc. (Chomel.)

SECTION TROISIÈME.

Bubons ou *poulains*.

Les bubons sont des tumeurs inflammatoires des glandes lymphatiques sous-cutanées, (placées sous la peau) et spécialement de celles de l'aine.

Les bubons reconnaissent la même division que les ulcères, c'est-à-dire, en *primitifs* et en *consécutifs*, selon qu'ils sont déterminés par l'action primitive ou secondaire du virus syphilitique. Les uns et les autres réclament un traitement anti-syphilitique complet, parce que, s'ils ne sont pas le résultat d'une infection générale, ils la produisent presque toujours.

Il est des bubons une division bien plus importante : celle en *inflammatoires* ou *douloureux*, et en *non inflammatoires* ou *indolens*. C'est sur elle, en effet, que repose le mode de traitement. Ainsi, les premiers réclament les anti-phlogistiques locaux et généraux, tandis qu'il faut chercher à faire résoudre les seconds par des applications légèrement stimulantes, comme les emplâtres de *Vigo*, de *diapalme*, de *diachylon*, etc.

Le bubon, comme les autres espèces d'inflammations en général, est susceptible de six terminaisons différentes:

1°. Il peut disparaître subitement, sans qu'il aille se porter sur aucune autre patrie du corps. (*Délitescence*)

2°. A sa disparition subite peut succéder une autre tumeur inflammatoire, laquelle se manifeste aux aisselles, aux environs du mamelon, à la marge de l'anus, etc. (*Métastase.*)

3°. Dans beaucoup de cas la guérison a lieu par la diminution graduelle des symptômes inflammatoires. (*Résolution.*) Cette dernière terminaison, qui est la plus favorable, doit être provoquée par des applications émollientes, lors de la période inflammatoire, (*c'est-à-dire dans les premiers tems de la maladie*) et par les résolutifs, lorsque la rougeur et la douleur ont disparu.

4°. Le plus souvent la tumeur (*grosseur*) se fond et se résout en pus, lequel se fait jour à travers la peau qu'il corrode (*ronge*) par son âcreté. (*Suppuration.*) Favoriser la suppuration par des cataplasmes émolliens, panser la plaie avec de la charpie et un appareil convenable, quand elle est établie; aider la cicatrisation par des bandelettes de papier brouillard enduit de cérat, telle est la triple indication d'un bubon qui se termine par suppuration.

5°. Les symptômes inflammatoires acquièrent quelquefois une telle violence, que les parties, siége du bubon, sont frappés de mort. (*Gangrène.*) Calmer l'inflammation par les applications émollientes, les sangsues, la saignée, la diète et les autres anti-phlogistiques les plus puissans, tels sont les moyens que réclame cette funeste terminaison.

6°. Dans d'autres cas, on voit disparaître la douleur, la rougeur et la chaleur du bubon, avec persistance indéfinie de la tumeur. (*Induration, chronicité.*) On doit alors essayer de le faire résoudre par les frictions mercurielles. Mais qu'on ne perde jamais de vue que l'excès des résolutifs peut transformer la tumeur en cancer. Lorsque ce fâcheux accident survient, il faut, dès que des douleurs lancinantes se font sentir dans la tumeur, en faire l'ablation totale avec l'instrument tranchant. On aura soin de brûler avec le fer rouge le fond de la plaie qui résulte de cette opération, pour ne laisser aucune trace d'une maladie qui pourrait se communiquer à toute l'économie et donner la mort la plus cruelle.

SECTION QUATRIÈME.

Pustules, boutons, taches à la peau.

Les *pustules* (vulgairement *mauvais boutons*), sont de petites tumeurs cutanées (de la peau,) contenant une plus ou moins grande quantité de pus, tantôt sèches et tantôt humides, et offrant ordinairement une forme arrondie.

Les pustules sont rarement locales : presque toujours elles indiquent une infection générale. Dans le premier cas, elles sont ordinairement humides et se manifestent à la surface interne, rarement externe des grandes lèvres, au gland, aux environs de l'anus, au mamelon, chez les nourrices, qui allaitent des enfans infectés, au scrotum, à la peau qui recouvre la verge, etc. Les pustules consécutives, au contraire, sont presque toujours sèches et se manifestent dans toute autre partie du corps que celles que nous venons d'énumérer. Elles se déclarent communément plusieurs mois après l'introduction du virus dans l'économie, tandis que les locales se manifestent huit, quinze jours ou un mois après l'infection.

Les pustules indiquant presque toujours une infection générale, il est prudent de les combattre par un traitement anti-syphilitique complet.

A la guérison des pustules vénériennes succèdent assez souvent des taches *cuivreuses* qui, outre la laideur qu'elles occasionnent, peuvent décéler la maladie qui les produisit. On préviendra ces taches, en appliquant sur les pustules, pendant le cours du traitement, un linge imbibé du liniment suivant :

Sublimé corrosif..... 1 gros.
Huile d'amandes douces. 1 once.

On retirerait le même avantage de l'emploi de l'eau salée, (nous n'avons jamais vu de telles taches succéder à l'emploi de nos pilules anti-syphilitiques).

SECTION CINQUIÈME.

Excroissances ou végétations syphilitiques.

Les *excroissances* ou *végétations* sont des pullulations saillantes qui ont leur siége dans la peau, les membranes muqueuses et les surfaces ulcérées. On leur donne, d'après leur forme et leur grandeur, le nom de *crétes de coq*, *choux-fleurs*, *condylômes*, *champignons*, etc.

On observe rarement ces sortes de pullulations ailleurs qu'aux grandes lèvres, au clitoris, dans l'intérieur du vagin, au gland, au prépuce et au pourtour de l'anus. Presque toujours l'indice d'une syphilis constitutionnelle, elles réclament un traitement complet.

Les excroissances ou végétations ne cèdent pas toujours à l'usage des anti-syphilitiques, quoiqu'ils aient du reste détruit complettement le virus vénérien, et que le malade soit parfaitement sain: il est alors nécessaire de les détruire par la *ligature*, les *caustiques* ou l'*instrument tranchant*, en ayant soin d'enlever la portion de peau ou de membrane muqueuse qui leur sert d'implatantion, puisque cette portion de peau ou de membrane pourrait repulluler et donner naissance à la même maladie dans la supposition toutefois où l'on ne se serait point soumis à un traitement suffisant.

Récriminons contre l'usage de certains médecins d'enlever ces pullulations avant d'avoir détruit leur véritable cause, c'est-à-dire le virus, par l'usage des spécifiques de la vérole. Repullulant en effet, presque toujours, elles nécessitent une nouvelle opération.

SECTION SIXIÈME.

Douleurs ostéocopes.

Les douleurs ostéocopes ont leur siége dans les os. Elles sont lancinantes et reviennent par intervalles. Elles se manifestent presque toujours pendant la nuit et sont exaspérées (augmentées) par la chaleur du lit.

Le siége le plus fréquent des douleurs ostéocopes, sont les os des membres et de la poitrine. Elles peuvent néanmoins se manifester dans toutes les parties du squelette (*l'ensemble des os qui constituent la charpente humaine*), et passent quelquefois d'un os à l'autre avec la rapidité de l'éclair. Toujours l'indice d'une syphilis ancienne, il n'y a d'espoir de les guérir que par un traitement anti-syphilitique complet.

SECTION SEPTIÈME.

Exostose vénérienne.

L'exostose est une tumeur inflammatoire de la substance de l'os, ou, ce qui arrive le plus souvent, de la membrane fibreuse qui le recouvre, laquelle, comme on sait, est désignée sous le nom de *périoste*. Dans ce dernier cas, le nom de *périostose* conviendrait beaucoup plus que le premier.

Les os où cette affection se manifeste le plus souvent, sont ceux qui sont recouverts de peu de parties molles, tels que les os du crâne, la mâchoire inférieure, le sternum, les clavicules, le radius et le cubitus, la face interne du tibia et l'extrémité inférieure du péroné. Tous les os néanmoins peuvent en être le siége.

L'exostose annonce une maladie vénérienne très-ancienne : par conséquent, pour la guérir, il faut recourir aux anti-syphilitiques, que l'on administrera tant généralement que topiquement, c'est-à-dire, localement, ou, pour m'exprimer plus clairement encore, sur le point malade.

Lorsque l'exostose se termine par la suppuration, il en résulte nécessairement carie de la substance osseuse. Nous parlerons plus loin de cette dernière affection.

L'exostose ne cède pas toujours à l'usage des auti-syphilitiques, et persiste, quoique l'on ait détruit le virus. Il serait alors inutile de prolonger l'usage de ces médicamens. On doit, dans ce cas, si la tumeur est accessible aux iustrumens et que le malade veuille en être débarrassé, l'enlever avec la scie ou avec la gouge et le maillet.

SECTION HUITIÈME.

Nécrose.

Quelquefois les symptômes inflammatoires de l'exostose, ou inflammation de l'os, sont si violens, que la portion exostosée est frappée de mort, c'est-à-dire de *nécrose*. La nature alors sépare le mort d'avec le vif et le chasse au-dehors. Voyez, dans la *Nosographie chirurgicale*, ce que doit faire le médecin pour aider la nature dans cette opération ; car dans ce cas fâcheux, la présence de l'homme de l'art est toujours aussi urgente qu'indispensable. Voyez aussi notre *Véritable Médecine*.

SECTION NEUVIÈME.

Céphalée vénérienne.

La *céphalée* ou *céphalalgie syphilitique* consiste en des douleurs vives, lancinantes, que l'on distingue des autres maux de tête par sa longue durée, la régularité de ses exacerbations vers le milieu de la nuit, surtout après le premier sommeil, et par sa résistance opiniâtre à tous les moyens curatifs autres que les anti-syphilitiques.

Ces douleurs intolérables ont pour causes ordinaires : 1°. l'action irritante du virus syphilitique sur les membranes (enveloppes) du cerveau ; 2°. une exostose développée dans les os du crâne, laquelle, se dirigeant extérieurement, soulève et tiraille le cuir chevelu (peau) de la tête et les nerfs qui rampent dans sa substance ; d'autres fois, se portant vers la cavité du crâne, repousse les membranes du cerveau, comprime celui-ci, et peut ainsi causer des maladies de tous les genres, et même donner la mort.

L'on sent facilement que la céphalée ne peut être que le résultat d'une infection générale, et qu'alors il est nécessaire de la combattre par un traitement anti-syphilitique complet. Quand on aura pu constater l'existence d'une exostose dans les os du crâne, l'on appliquera sur ceux-ci une ou plusieurs couronnes de trépan.

C'est également par les anti-syphilitiques que l'on parviendra à guérir une foule d'autres douleurs déterminées par le virus dans les diverses parties du corps, telles que celles de la gorge, de l'estomac, du fondement, de la vessie, des oreilles, des yeux, des membres, des articulations (*jointures*), etc., etc. N'y aurait-il pas, en effet, de l'impéritie, à ne voir la syphilis que dans les symptômes qui siégent dans les organes de la génération?

SECTION DIXIÈME.

Carie.

La carie est une véritable ulcération des os, lesquels s'érodent, se détruisent en partie et fournissent un liquide sanieux (formé d'un mélange de pus, de sang et de sérosité) d'une odeur ordinairement fétide. Symptôme d'une syphilis invétérée, cette affection doit être combattue par un traitement anti-syphilitique interne. Si la carie se montre rebelle aux anti-syphilitiques, il faut recourir aux caustiques et au fer rouge, pour hâter l'exfoliation (disparition lame par lame), et arrêter le mouvement désorganisateur auquel l'os est en proie.

De nombreux et de fâcheux accidens peuvent être le résultat de la carie vénérienne : siége-t-elle dans la portion mastoïdienne du temporal ? Elle peut étendre ses ravages jusqu'aux osselets de l'ouïe et déterminer ainsi une *surdité* complète et à jamais incurable. Se manifeste-t-elle dans les cartilages du larynx (organe de la voix) ? Elle devient cause d'une *phthisie* dite *laryngée*, laquelle enlève le malade avec une rapidité effrayante. Se déclare-t-elle dans les os nasaux, maxillaires et palatins ? Elle ronge le nez, la bouche, l'arrière-bouche, les fosses nasales ; peut même étendre ses progrès jusqu'à la base du crâne, et causer ainsi la mort la plus affreuse. Il serait trop long de mentionner ici tous les ravages qui peuvent résulter de la carie vénérienne : la connaissance de l'action destructive de cette maladie, laquelle peut siéger dans tous les os du corps, peut facilement les faire pressentir.

C'est surtout pour un cas si grave, comme pour la plupart des maladies des os, qu'il est urgent de recourir aux anti-syphilitiques, et d'appeler à son secours un médecin aussi prudent qu'habile.

SECTION ONZIÈME.

Alopécie.

Alopécie se dit en grec *alopexia*, dérivé d'*alopes*, renard, parce que cet animal, dit-on, est fort sujet à cette affection.

L'alopécie consiste dans la chute des cheveux et la dénudation du cuir chevelu. Elle paraît avoir pour cause locale une dartre furfuracée, qui s'étend sur toute la surface de la tête. Quand la chute des cheveux est bornée au sommet de la tête, on la désigne sous le nom de *chauveté*.

Cette affection est presque constamment le symptôme d'une syphilis parvenue à son dernier degré, et réclame conséquemment un traitement anti-syphilitique des plus complets.

Quand on n'arrête pas à tems les progrès de cette maladie, elle peut déterminer la chute des sourcils, des cils, de la barbe, des poils qui ombragent les organes génitaux, et, en un mot, de ceux de toutes les parties du corps.

Si, comme la pratique le démontre assez fréquemment, le virus vénérien est susceptible de produire de tels ravages dans la peau de la tête et même les os qui composent le crâne, à plus forte raison peut-il déterminer la chute pure et simple des cheveux, des sourcils, des cils, des poils qui ombragent les aisselles et les parties sexuelles, ainsi qu'on l'observe si souvent chez les libertins consommés, à la fleur même de leur âge. Les anti-syphilitiques sont dans ce cas, comme dans le précédent, le seul remède que l'on puisse opposer efficacement à cet accident.

SECTION DOUZIÈME.

Rhumatismes, goutte.

L'observation semble démontrer que le virus syphilitique peut se porter sur les muscles, les capsules synoviales, les gaînes tendineuses, etc., et y déterminer une inflammation dont le caractère est une douleur vive, lancinante, augmentant considérablement par le mouvement et la pression, s'exaspérant dans les changemens de tems, et pouvant passer d'une partie à une autre avec une extrême rapidité.

Quand on soupçonne les rhumatismes ainsi que la goutte être de nature vénérienne, il faut administrer les anti-syphilitiques tant intérieurement qu'en frictions.

SECTION TREIZIÈME.

Le *carreau*, la *lèpre*, le *rachitis* et la *phthisie pulmonaire* ne sont-ils pas aussi quelquefois déterminés par le virus syphilitique. ?....

S'il est vrai, comme le pensent Broussais et tant d'autres médecins célèbres, que ces affecti ons consistent dans l'inflammation du tissu des organes où elles ont leur siége, il nous semble que l'on doit répondre à cette question par l'affirmative. Le virus syphilitique n'est-il pas, en effet, un agent essentiellement irritant et susceptible par conséquent de déterminer toute espèce de maladie inflammatoire ? Le vrai moyen curatif se présenterait alors de soi-même à l'esprit.

SECTION QUATORZIÈME.

Scrofules.

Quelques médecins pensent avec raison, selon nous, que le virus syphilitique peut exercer son action délétère sur les glandes lymphatiques et déterminer ainsi des scrofules vénériennes. L'on sentirait alors la nécessité de recourir aux anti-syphilitiques.

On sait que les scrofules, désignés vulgairement sous le nom d'*écrouelles* ou *humeurs froides*, sont souvent le résultat de l'usage abusif du mercure, et qu'elles se manifestent fréquemment chez les enfans issus de parens vérolés. Triste legs qui fait souvent maudire à ces êtres faibles les auteurs de leur chétive existence!

SECTION QUINZIÈME.

Teignes, Gale, Dartres.

Dans la dernière édition de notre *Médecin de Vénus*, et dans une précédente encore, qui parut sous le titre de *Traité élémentaire de Syphilis, etc., etc.*, nous avons émis l'opinion (opinion partagée aujourd'hui par tous les hommes de l'art instruits et vraiment praticiens), que le virus syphilitique peut, sinon déterminer des *ulcères tineux, psoriques et dartreux*, du moins exercer son action sur ces sortes de solutions de continuité, et occasionner ainsi des teignes, des gales, et des dartres vénériennes. Nous avons en même tems, avec tous les bons auteurs, indiqué comme véritable moyen curatif, la coincidence des moyens propres à guérir en même tems la syphilis, et ces premières affections. Nous avons également traité la même matière dans notre *Véritable Médecine sans médecin*, avec l'indication spéciale des médicamens capables de guérir les trois affections dont il s'agit. Mais nous avions négligé dans les éditions précédentes du présent ouvrage de donner des formules efficaces pour atteindre ce but, omission que l'on concevra d'ailleurs d'autant plus facilement, que les anti-syphilitiques proprement dits, peuvent, à la rigueur, conduire au même résultat. Néanmoins, pour procurer l'avantage d'un plus prompt succès, donnons ici quelques détails plus amples sur des maladies dont la pratique démontre la fréquence et les dangers, lorsqu'elles sont négligées ou non convenablement traitées.

Teigne. Tels sont les symptômes primitifs et consécutifs de la teigne. La peau de la tête devient le siége d'un gonflement, d'un *endolorissement*, d'une chaleur et d'une démangeaison croissant de jour en jour. Les *glandes* du cou acquièrent plus de volume et une sensibilité plus ou moins vive. Cette tuméfaction inflammatoire ne tarde pas à être suivie de pustules, (gros boutons) et d'excoriations, lesquelles fournissent un pus, qui, se séchant sur la tête, forme des croûtes ordinairement épaisses et d'un aspect dégoûtant. Ces ulcérations, qui portent en médecine le nom d'*ulcères tineux*, font des progrès en largeur et en profondeur: toute la tête se couvre de croûtes, les cheveux tombent, les os se corrodent, et le malade tombe en langueur et périt même dans le dernier degré de maigreur, notamment s'il y a complication de la maladie vénérienne, et que la nature ou l'art ne viennent arrêter les progrès du mal. (On reconnaîtra que ces ulcères sont vénériens, quand ils offriront les caractères que nous avons tracés dans la *section dernière*, pour constater l'existence des chancres. Même observation pour les deux autres espèces d'ulcères dont nous allons parler).

Cette affection se manifeste le plus souvent chez les personnes malpropres, indigentes et crapuleuses, et se contracte par la communication avec les personnes qui en sont atteintes.

Abstraction faite des anti-syphilitiques, pour la complication de la vérole, tels sont les moyens à l'aide desquels on guérira promptement et facilement l'espèce d'éruption dont il s'agit : *après avoir coupé les cheveux, ramollissez les croûtes à l'aide d'un cataplasme de farine de graines de lin, dont vous couvrirez toute la tête, et que vous renouvellerez deux fois toutes les vingt-quatre heures, jusqu'à l'entier ramollissement des matières croûteuses. Alors, couvrez la même partie d'un mélange de graisse de porc et de poudre fine de charbon, que vous incorporerez bien ensemble. Lorsque toutes les croûtes seront tombées, lavez fréquemment la tête du malade avec de l'eau de chaux. L'on ne devra point négliger de purger le malade pendant et après le traitement :* même précepte pour les deux maladies subséquentes.

Gale. L'on reconnaîtra l'existence de la gale aux symptômes suivans : prurit (*démangeaison*) des plus importuns se manifestant d'abord au dos des mains et entre les doigts, puis passant au poignet, au jarret et aux plis de toutes les articulations des membres, et s'étendant enfin à toute la surface du corps ; exaspération de ces démangeaisons par la chaleur du feu et du lit ; apparition de boutons ressemblant beaucoup, quant au volume, à des graines de millet, présentant la même couleur que la peau à leur base, et offrant à leur sommet un point de couleur crystalline ; sortie d'une petite quantité de pus par ces mêmes boutons, lequel se sèche pour former des croûtes, comme dans le cas précédent, et détermine même l'érosion de la peau, à l'effet d'y déterminer des ulcères qualifiés en médecine de *psoriques*. (Cette affection est généralement regardée comme contagieuse)

Traitement. Après vous être préparé par quelques bains, des boissons rafraîchissantes et autres anti-phlogistiques, frottez-vous les jointures, soir et matin, au grand feu, avec l'onguent dont voici la formule :

Graisse de porc....	6 onces.
Poivre noir en poudre....	1 once 1/2.
Soufre sublimé et levé...	1 once 1/2.
Onguent populécum....	» » 1/2.

On continuera ce traitement pendant neuf, dix ou quinze jours, selon l'ancienneté du mal, et l'on ne négligera point de prendre une ou deux médecines après la guérison.

DARTRES. Les dartres reconnaissent pour cause toutes les circonstances susceptibles d'enflammer la peau, et se reconnaissent aux signes suivans : dans un ou plusieurs points de la peau se manifestent des pustules (*vésicules*, *boutons*), accompagnées d'une chaleur âcre et de démangeaisons fort importunes. De ces vessies sort, comme dans les affections précédentes, un pus qui se sèche et forme des croûtes d'un aspect très-varié. Ces croûtes tombent ensuite et laissent dans la peau des ulcérations connues dans l'art sous le nom d'*ulcères dartreux*. Quelquefois ces ulcères paraissent après une démangeaison vive, sans être précédées de la formation d'aucune croûte sensible à la vue.

Traitement. Les dartres n'étant rien autre chose qu'une inflammation réelle de la peau, c'est par les anti-phlogistiques qu'il convient de les guérir, comme application de sangsues, bains tièdes, applications émollientes, etc. Lorsque ces moyens sont insuffisans, l'on recourt aux *bains sulfureux*, qui ont des effets plus certains. Enfin, ce sera toujours avec un succès aussi complet que possible que l'on adjoindra à ces moyens la pommade dont voici la formule :

Graisse de porc....... .. 4 onces.
Fleurs de soufre.......... 1 once.
Proto-chlorure de mercure. 1/2 once.

Huile d'amandes douces... 1/2 once.
Essence de roses.......... 20 gouttes.

Mêlez le tout ensemble et placez dans un pot bien couvert. On en étend une légère couche sur un tampon de charpie longue ou sur du papier brouillard que l'on applique sur le mal, et que l'on renouvelle deux fois toutes les vingt-quatre heures.

APPENDICE

A L'OUVRAGE

Poux, *etc.*

Les poux, que les naturalistes placent parmi les insectes de l'ordre des *aptères* (privés d'ailes), forment leur demeure habituelle dans les plumes des oiseaux, les poils et les habits de l'homme, les poils des mammifères (quadrupèdes), les soies du sanglier et du cochon. Nous ne devons nous occuper ici que de ceux de l'homme.

Nous n'entrerons dans aucun détail sur les caractères distinctifs de ces animaux dégoûtans, lesquels sont assez généralement connus pour qu'on puisse se dispenser d'un tel travail; seulement, nous en distinguerons de trois espèces, savoir :

ceux de la tête, ceux du corps et ceux du pubis ou morpions.

Parmi ces différentes espèces, nous ne nous occuperons encore que de la dernière, c'est-à-dire, des morpions, comme ayant un rapport plus immédiat avec la maladie qui fait le sujet de notre traité, ou plutôt avec les organes où elle a le plus habituellement son siége. Les deux premières espèces, en effet, se préviennent et se guérissent facilement par la seule propreté, le savon et l'eau bouillante.

Les morpions sont les moins gros de la gent parasite à laquelle nous sommes tous susceptibles de donner quelquefois l'hospitalité; mais ils sont loin d'être les moins incommodes. C'est ordinairement dans les poils qui recouvrent le pubis, la marge de l'anus, la vulve, les aisselles, les sourcils et les côtes de la face, ou *favoris*, que ces animaux vont établir leur demeure. Cependant leur séjour favori sont les poils qui ombragent les parties sexuelles. Peu confians dans la rapidité de leur marche, et croyant sans doute avoir tout à redouter de l'inimitié que leur portent leurs hôtes, ce n'est que très-rarement qu'ils s'échappent de l'endroit où ils ont fait choix de résidence, et assurément ils ne pourraient passer d'un individu à un autre sans l'acte sexuel, pendant lequel les poils se croisent plus ou moins, circonstance ſort favorable à la transmission de ces petits animaux. — Rien ne favorise autant la multiplication de la gent morpionique que le commerce amoureux. Les liqueurs sécrétées alors par l'un et l'autre sexe sont pour ces animaux, témoins du grand acte, de vrais aphrodisiaques qui les vivifient, les stimulent, les rendent frétillans et pleins d'ardeur dans leurs amours. Delà la nécessité d'une très-grande propreté après l'acte de la copulation, surtout s'il est fréquemment répété.

Quelque minimes que soient les insectes des poils sexuels, ils sont susceptibles, par leur accumulation, d'irriter les organes de la génération et d'exciter des désirs factices, dont la satisfaction est toujours, comme l'on sait, des plus contraires à la santé. De plus, si l'on ne procède point à leur destruction, ils peuvent attaquer les bulbes des poils et en déterminer la chute même complette. — Outre les soins de propreté recommandés ci-dessus, on sera toujours certain de se débarrasser de ces incommodes ennemis par la pommade suivante: *Mêlez bien ensemble 4 onces de graisse de porc, 1 once de savon vert, 1/2 once de poivre noir et 2 gros de tabac en poudre. On s'en frotte les parties habitées pendant trois jours (3 frictions en 24 heures), et l'on est sûr après ce tems d'avoir détruit jusqu'aux œufs des morpions.*

LE

PETIT FORMULAIRE

DES PERSONNES

AFFECTÉES DE LA MALADIE VÉNÉRIENNE.

N°. 1.

Tisane anti-phlogistique ou rafraîchissante.

Faites bouillir un litre d'eau, puis versez-la sur un ou deux citrons coupés par tranches transversales, ensuite édulcorez avec deux onces de sucre blanc, et buvez par verre, aux différentes heures de la journée. — Cette boisson convient dans les grandes chaleurs occasionnées par des gonorrhées ou des bubons très-inflammatoires.

N°. 2.

Tisane d'orge.

Faites bouillir une demi-once d'orge en gruau lavé, dans un bon litre d'eau, jusqu'à ce que cette eau soit réduite d'un tiers, puis mêlez-y une once de sirop de guimauve, et buvez par verres, comme ci-dessus. — Cette tisane est moins rafraîchissante que la précédente, mais elle est plus adoucissante, et s'emploie plus particulièrement, quand il n'y a point de fièvre. Quand ce symptôme existe, on préfère la limonade.

N°. 3.

Tisane de chiendent.

Faites bouillir une once de racine de chiendent, un gros de réglisse ratissée et découpée, dans un litre d'eau, jusqu'à ce que celle-ci se trouve réduite d'un tiers. Après avoir passé le tout à travers un linge, on mêle à cette boisson une once de sirop de guimauve, et l'on boit par verres comme les autres. — Cette tisane est légèrement calmante, et excite la sortie des urines ; aussi l'emploie-t-on fréquemment dans la force des symptômes de la blennorrhagie.

N°. 4.

Tisane de sel de nitre.

Faites bouillir une once de chiendent (émondé par l'eau bouillante) dans un litre d'eau, jusqu'à réduction d'un tiers, et deux onces de réglisse (que l'on ne mettra dans le vase que quand on sera sur le point de le retirer du feu). Puis, après avoir passé le liquide, joignez-y la moitié du jus d'un citron, ainsi que vingt-cinq grains de sel de nitre.—Cette tisane produit de très-bons effets dans les difficultés d'uriner occasionnées par la blennorrhagie.

N°, 5.

Tisane laxative (relâchante).

Faites bouillir pendant quelques minutes, deux onces de casse en bâton, dans un litre d'eau, puis, après avoir retiré du feu, mêlez-y une once de sirop de violettes, et buvez par verres aux différentes heures de la journée. — Cette tisane s'emploie très-efficacement pour les constipations que l'on observe si souvent pendant le cours de la blennorrhagie.

N°. 6.

Tisane sudorifique.

Versez un litre d'eau bouillante sur une once de feuilles de bourrache, laissez refroidir, passez et joignez-y une once de sirop de feuilles d'oranger. — A prendre comme les précédentes. — Cette tisane s'emploie souvent pendant le cours des espèces de syphilis qui ne sont pas accompagnées de fortes douleurs.

N°. 7.

Autre tisane plus sudorifique.

Prenez : Salsepareille divisée et écrasée . . . . 1 once 1/2.
Bois de gayac en poudre grossière . . . . 2 onces.
Sassafras . . . . 2 onces
Racine de réglisse . . . . 2 onces.
Bois de mézéréon . . . . 1 gros.

Après avoir fait ramollir ces substances dans de l'eau tiède, pendant cinq à six heures, on les fait bouillir une demi-journée dans six litres d'eau, puis on passe la liqueur, que l'on boit bien chaude, avec une once de sirop de cuisinier par verres de cette tisane. On en retire de bons effets dans les syphilis invétérées, pourvu toutefois qu'on use en même tems des anti-syphilitiques que nous avons précédemment récommandés.

N°. 8.

Apozème purgatif.

Faites infuser dans un litre d'eau bouillante, une once de feuilles fraîches de bourrache, de buglosse, de chicorée sauvage et d'un gros de follicules de séné. Après avoir laissé refroidir, passez à travers un linge et ajoutez une demi-once de sel de Glauber et une once de sirop de pommes composé. On prendra cette boisson en trois fois à jeûn, à dix minutes d'intervalle entre les prises. C'est un purgatif fort doux, lequel est fréquemment mis en usage vers la fin du traitement de la maladie vénérienne. En voici un autre pour les personnes d'une constitution plus forte ou un peu difficiles à purger.

N°. 9.

Potion purgative.

Séné mondé............... 1/2 once.
Sel de glauber... .... 1 once.
Manne en sorte........... 1 once.
Eau...................... 1 litre.

Faites infuser, comme ci-dessus, passez de même, et buvez en trois prises avec deux onces de sirop de chicorée composée.

N° 10.

Potion émétique.

Faites dissoudre dans une chopine d'eau ordinaire, vingt-quatre grains d'ypécacuanha, puis prenez en deux fois, à jeûn, avec une once de sirop de violettes. Cette potion s'emploie quand, avant de commencer un traitement anti-syphilitique, l'on se sent, ce que l'on appelle vulgairement *l'estomac embarrassé*. C'est un vomitif fort doux qui n'incommode pas les femmes, pas même les enfans et les personnes d'une constitution faible, pourvu toutefois qu'on en proportionne la dose comme nous l'indiquerons à la fin de notre formulaire. En voici une plus active pour les hommes d'une plus forte constitution, ou plus difficile à faire vomir.

N°. 11.

Eau minérale émétique.

Émétique (tartrate anti-moiné de potasse)................ 3 grains.
Eau distillée............... 1 chopine.

Faites dissoudre, et prenez par cuillerée de cinq minutes en cinq minutes. — L'on sait qu'il est important de boire beaucoup d'eau tiède après avoir pris un émétique, et qu'il convient même de s'y préparer la veille ou deux jours auparavant par une boisson délayante, comme bouillon de veau, aux herbes, etc. Même observation pour les purgatifs.

N°. 12.

Liqueur de nitre camphrée de Fuller, contre les douleurs blennorrhagiques.

Nitre pur pulvérisé.. ... 6 onces.
Esprit de vin à 22 degrés.. 1 once.
Contenant camphre. .... 1 gros.
Eau ordinaire........... 1 litre 1/2.

Mettre les médicamens dans l'eau et prendre six fois par jour à la dose de vingt gouttes dans un verre d'eau sucrée. — Cette liqueur produit de très-bons effets dans les douleurs vives, les grandes difficultés d'uriner et la courbure du membre, qui surviennent quelquefois pendant le cours de la blennorrhagie.

N°. 13.

Émulsion camphrée, contre les douleurs de la vessie.

Commander chez le pharmacien (car les instrumens manquent aux gens du monde pour les préparer eux-mêmes) une émulsion ainsi composée :

Amandes douces.......... 4 gros.
Camphre................ 12 grains.
Sucre blanc............. 4 gros.
Eau... .... 6 onces.

L'émulsion faite, on triture le camphre avec le sucre dans le mortier, et l'on ajoute peu à peu l'émulsion. — On la prend par cuillerée d'heure en heure, à l'effet de calmer les vives crispations que l'on ressent quelquefois dans la vessie pendant le cours d'une blennorrhagie intense.

N°. 14.

Gargarisme anti-vénérien.

Mettez dans un demi-litre de la tisane d'orge, dont nous avons donné la formule n°. 2, une once de liqueur de Van-Swiéten, et deux onces de sirop de Cuisinier. — Ce gargarisme, qu'on ne doit point avaler, favorise considérablement les effets des autres anti-syphilitiques avec chancres à la gorge ou à la bouche (car dans ce dernier cas, il peut servir comme collutoire). On s'en gargarise trois fois le jour. Dose : une ou deux cuillerées à bouche. — Quand il n'y aura qu'une simple inflammation dans la gorge, sans ulcère, on usera du gargarisme suivant.

N°. 15.

Gargarisme adoucissant.

Lait chaud...........	6 onces.
Figues grasses fendues...	4 —

On met macérer les figues dans le lait chaud. — Ce gargarisme convient aussi dans l'angine et l'esquinancie.

N°. 16.

Collyre anodin.

Mêlez : 1°. deux onces d'eau distillée de roses ; 2°. un demi-gros de gomme arabique ; 3°. douze gouttes de l'abbé Rousseau, et baignez-vous-en les yeux cinq à six fois par jour, à l'aide d'une éponge très-fine. — On se sert avec le plus grand avantage de ce collyre dans les douleurs d'yeux qui surviennent assez fréquemment par l'infection vénérienne.

Nous avons dit précédemment qu'il arrivait assez souvent que les yeux s'enflammassent pendant le cours d'une blennorrhagie. Dans ce cas, l'on fera bien d'adjoindre aux moyens que nous avons déjà indiqués pour y remédier, le collyre dont voici la formule.

N°. 17.

Collyre anti-phlogistique et répercussif.

Eau distillée de Plantain... 8 onces.
Acétate de plomb en poudre. 6 grains.

Faites dissoudre ce dernier dans la première. On baigne avec une éponge ou une compresse fine, comme pour le précédent.

N°. 18.

Liniment ammoniacal stibié.

Liniment ammoniacal ordinaire. 1 once.
Tartre stibié. .... 1 gros.

Mêlez avec soin. On en fait des frictions (à l'aide d'un morceau de flanelle) au périnée, pour détourner les blennorrhagies chroniques. Ce remède est aussi très-bon contre les rhumatismes.

N°. 19.

Epithème d'œil.

Pilez ensemble un demi-litre de graisse de porc et d'aulx dépouillés de leurs tuniques, à l'effet d'en faire une espèce de cataplasme, que vous appliquerez à la plante des pieds, dans le cas des douleurs de tête vénériennes violentes.

N°. 20.

Frontal hypnotique.

Feuilles de jusquiame......	1 once.
Fleurs de pavot rouge.... .	1 once.
Extrait d'opium...........	6 grains

Formez du tout une pâte à placer sur le front, entre deux linges, dans les violens maux de tête que nous avons fait connaître sous le nom de *céphalée*. (*Voyez section* 9°.)

N°. 21.

Cataplasme émollient.

Racines de guimauve..... 2 onces.
Feuilles de mauve........ 2 onces.
Farine de lin............ 2 onces.

Faites bouillir les plantes jusqu'à ce qu'elles soient réduites en pulpe et propres à laisser passer tout leur jus à travers un linge.

Faites cuire à part la farine de lin dans quantité suffisante d'eau pour en obtenir un cataplasme. Ensuite mêlez le tout, et appliquez sur les parties douloureuses, c'est-à-dire, à la gorge, dans le cas de douleurs vives occasionnées dans cette partie par des ulcères syphilitiques; au périnée, dans la violence des symptômes de la blennorrhagie; aux aines, pendant la période inflammatoire des bubons ou poulains. Ce cataplasme est adoucissant et calmant, et produit les effets les plus bienfaisans dans les trois cas pour lesquels nous venons de le conseiller.

N°. 22.

Cataplasme des Russes, pour résoudre les bubons.

Mêlez bien ensemble une demi-once de marc de bierre, autant de miel, et une once de farine de froment.

On étend ce cataplasme sur une compresse, et on l'applique sur le mal, c'est-à-dire, sur les bubons indolens (vulgairement *paresseux*), pour les faire résoudre; sur des chancres également indolens, et, en général, sur tous les ulcères de mauvaise nature. Ce triple mélange ne tarde pas de devenir le siége d'un mouvement intestin et spontané (ou fermentation) d'où résulte de très-bons effets pour les trois cas contre lesquels nous venons de le recommander.

N°. 23.

Cataplasme anodin.

Têtes de pavot.......... 1 once.
Feuilles de jusquiame..... 2 onces.

Faites bouillir ces plantes dans quatre livres d'eau jusqu'à ce qu'il n'en reste plus qu'un tiers, c'est-à-dire, jusqu'à ce que le tout soit réduit à l'état de cataplasme (ressemblant à une bouillie épaisse). On l'applique entre deux linges fins sur toutes les parties du corps où l'on ressent des douleurs vénériennes.

N°. 24.

Sirops.

Les principaux sirops dont on fait habituellement usage pendant le traitement de la syphilis sont les suivans :

1°. Le *sirop de vinaigre*, *de mûres* et *celui dit tartareux*, que l'on prend à la dose d'une petite cuillerée par verre d'eau, à l'effet de calmer la fièvre occasionnée par une syphilis très-active.

2°. Le *sirop de mou de veau*, de *gomme*, de *guimauve*, et de *jujubes*, dont il est bon de faire usage quand on ressent des douleurs dans la poitrine, par suite de l'usage abusif du mercure ou de maladies vénériennes invétérées. — Même dose et même manière de les prendre que pour les précédens.

3°. Le *sirop d'orgeat*, qui produit des effets très-adoucissans dans les grandes irritations du canal de l'urèthre, de la vessie, des intestins et même de la poitrine et de l'estomac. Même dose et même mode d'administration que pour ceux qui précèdent.

4°. Le *sirop de cachout* de roses composé et de *quinquina*, que l'on prend le matin à jeûn, à la dose d'une cuillerée dans une tasse d'eau ferrée, contre des écoulemens anciens du canal de l'urèthre, du vagin, du fondement, des yeux, des oreilles, etc. etc.

5°. Le *sirop diacode*, *le sirop d'opium*, *le sirop de morphuié*, *et le karabe*, dont on prend une cuillerée à café (trois ou quatre par jour), dans un verre d'eau sucrée, pour calmer les douleurs *vénériennes* de la substance des os, et autres parties.

6°. Le *sirop de cuisinier*, dont on use trois fois par jour à la dose d'une cuillerée à bouche, pour seconder les effets des médicamens employés contre les maladies vénériennes très-anciennes.

7°. Le *sirop des cinq racines apéritives*, dont on use quatre à cinq fois par jour, à la dose d'une cuillerée dans une tisane de chiendent ordinaire, pour aider l'éjection de l'urine, lors des difficultés de rendre ce liquide.

N°. 25.

Diablotins stimulans.

Gingembre.................. 1 gros.
Safran d'orient............ 4 gros.
Musc.................. ... 2 gros.
Ambre gris.... .... 8 grains.
Girofle........... ...... 2 gros.
Mastic en larmes......... 6 grains.

Faites du tout une poudre fine que vous incorporerez à du sucre blanc en poudre..................... 2 livres.

D'autre part, on mêle toutes ces poudres dans quantité suffisante *d'infusum* de *teucrium marum* pour en obtenir une pâte propre à faire des pastilles. — Ces pastilles sont très-aphrodisiaques, c'est-à-dire, douées de la propriété de réveiller le système génital et d'exciter des désirs amoureux. On en fait ordinairement usage quand, après de longs traitemens ou des syphilis très-anciennes, l'on se sent l'appareil génital frappé d'une espèce d'atonie. Mais nous devons convenir qu'à moins que l'on n'ait de graves raisons de se montrer vigoureux près d'une épouse, il est infiniment préférable d'attendre tout du tems que de recourir ainsi à des excitations absolument factices.

En joignant à ces vingt-cinq formules le grand nombre d'autres que nous avons données en traitant des diverses formes sous lesquelles le virus syphilitique peut décéler son existence dans l'économie, l'on aura la somme des médicamens nécessaires pour combattre toute maladie vénérienne. Nous allons terminer ce dernier travail par quelques courtes considérations sur les modifications qu'apportent dans la dose des remèdes la constitution, le sexe et surtout les âges.

Nous observerons d'abord, qu'à l'exemple de tous les auteurs, nous avons toujours indiqué les doses pour une personne adulte, c'est-à-dire, âgée de 30 à 45 ou 50 ans, et jouissant d'une santé et d'une constitution ordinaires. C'est alors à la prudence de la personne qui se traite elle-même ou rend ce service à autrui, à déterminer la variation que doivent y apporter les trois circonstances mentionnées.

Nous ne devons pas entrer dans de grands détails sur les differences apportées par la constitution et le sexe; parce que ce n'est souvent que par l'examen des personnes à traiter que l'on peut déterminer la dose qu'il convient de leur administrer. Disons, néanmoins, en thèse générale, pour prévenir toute méprise dans l'administration des médicamens énergiques, que les hommes d'une constitution faible et maladive, ainsi que les personnes du sexe, doivent prendre environ un quart de moins que les adultes jouissant d'une bonne santé. Ainsi, si un homme adulte peut prendre seize pilules par jour, la femme et l'homme d'une constitution délicate n'en prendront que douze. Ce qui est relatif au sexe et à la constitution est donc assez clairement exposé, pour que nous passions de suite à ce qui a trait aux âges.

Pour déterminer de la manière la plus précise les différentes modifications apportées dans la dose des médicamens, par les âges, nous avons cru devoir prendre l'homme au berceau, le suivre dans son développement et le conduire ensuite jusqu'au dernier terme de son existence, c'est-à-dire, l'âge de cent ans, époque à laquelle la nature semble avoir fixé la mort sénile de l'espèce humaine. Le tableau suivant, que nous tenons d'un médecin allemand, en dira infiniment plus à l'esprit que les plus longs détails auxquels nous pourrions nous livrer sur ce sujet. L'auteur prend pour terme de comparaison un médicament que l'on peut administrer à la dose de trente-six grains par jour à une personne adulte, par exemple, le nitrate de potasse, et en assigne ainsi la dose aux différens âges.

De la naissance à 3 mois... 1/4 de grain.
De 3 à six mois............ 1/2 —

De 6 mois à un an........	1	grains.
D'un an à 18 mois.........	2	—
De 18 mois à 2 ans........	3	—
De 2 à 2 ans 1/2..........	4	—
De 2 ans 1/2 à 3..........	5	—
De 3 à 4 ans..............	6	—
De 4 à 5.....	7	—
De 5 à 6..................	8	—
De 6 à 7..................	9	—
De 7 à 8..................	10	—
De 8 à 9..................	11	—
De 9 à 10.................	12	—
De 10 à 11................	13	—
De 11 à 12................	14	—
De 12 à 13................	15	—
De 13 à 14................	16	—
De 14 à 15................	18	—
De 15 à 16................	20	—
De 16 à 18................	22	—
De 18 à 20................	24	—
De 20 à 22................	26	—
De 22 à 24................	28	—
De 24 à 26................	30	—
De 28 à 30........	34	—

De 30 à 45................	36	grains.
De 45 à 50................	34	—
De 50 à 55................	32	—
De 55 à 60................	30	—
De 60 à 65................	28	—
De 65 à 70................	26	—
De 70 à 75................	24	—
De 75 à 80................	22	—
De 80 à 85................	18	—
De 85 à 90................	16	—
De 90 à 95................	12	—
De 95 à 100..............	8	

DICTIONNAIRE
EXPLICATIF
DES TERMES TECHNIQUES
EMPLOYÉS DANS CET OUVRAGE.

A.

Affection, en latin, *affectio* (du verbe *afficere*, qui signifie *affecter*) est un terme que nous avons souvent employé dans l'ouvrage, comme synonyme de *maladie*.

Aine, *inguen* des Latins, *boubon* des Grecs. On appelle ainsi le pli de la peau situé entre la cuisse et la partie antérieure et inférieure du bas-ventre. L'on sait qu'elle est fréquemment le siége des *bubons* ou poulains.

ANODINS, adjectif dérivé du mot grec *adûné*, douleur, et de *a*, primitif, c'est-à-dire *sans douleur*. L'on désigne ainsi les médicamens qui sont doués de la propriété d'enlever ou de calmer la douleur, en engourdissant la sensibilité nerveuse, comme l'opium, les têtes de pavot, la belladone, la morelle noire, le baume tranquille, l'onguent populéum, etc., etc.

ANTIPHLOGISTIQUES, terme dérivé des deux mots grecs *anti*, contre, et *phlegeîn*, brûler; lequel est employé en médecine pour désigner les médicamens qui ont la propriété de combattre les maladies inflammatoires, tels que la saignée, l'application de sangsues, les tisanes d'orge, et de gruau, la limonade, les cataplasmes émolliens, etc., etc.

ANTI-SYPHILITIQUES, mot dérivé *d'anti*, contre, et de *syphilis*, maladie vénérienne, employé pour désigner les médicamens mis en usage contre cette dernière maladie comme mercure, bois sudorifiques, etc., etc

AMPUTATION. (*amputare*, couper, retrancher). Opération par laquelle on retranche du corps l'une des parties saillantes, à l'aide de l'instrument tranchant, comme un membre, les mamelles, la verge, etc.

ANUS, mot latin qui signifie *anneau*, et qui est usité pour désigner la terminaison externe de l'intestin rectum. Il est vulgairement connu sous le nom de fondement.

B.

BOUGIE (*candelula*). Petit cylindre solide et flexible tout-à-la-fois, préparé le plus ordinairement avec de la gomme élastique, et destiné à être introduit dans divers conduits, pour les dilater, notamment dans le canal de l'urèthre, lors des rétentions d'urine, du gonflement de la glande prostate, des fistules de cette même partie, etc.

BOURSES (*bursa* des Grecs). Sorte de

de bourse, composé de différentes membranes et de la peau, ayant pour usage d'envelopper les testicules, et de les protéger contre le choc des corps étrangers.

C.

Canal, nous avons employé ce mot pour désigner une cavité plus ou moins étroite et plus ou moins allongée, donnant passage à certains liquides, ou certains organes, comme le conduit de l'urèthre, le vagin, les canaux éjaculateurs, le conduit de l'oreille, les vaisseaux, etc. (Voyez ce dernier mot).

Canal déférent (*canalis* ou *ductus deferens*). Conduit qui s'étend des testicules aux *vesicules séminales*, dans lesquelles il dépose la liqueur prolifique préparée par ces derniers organes.

Canaux éjaculateurs, *ductus éjaculatores*. (*ejaculare* lancer, darder). Ce sont deux conduits s'étendant des vésicules séminales au canal de l'urèthre, dans lequel elles déposent, pendant l'éjaculation, la queur seminale qui était tenue en réserve dans les vésicules de ce dernier nom.

Castration (*castrare*, couper). Opération qui consiste dans le retranchement des testicules à l'aide de l'instrument tranchant, soit pour le cas de cancer de ces organes, soit pour celui de leur gangrène. Elle prive complettement de la faculté réproductrice, et fait donner le nom de *castrats* aux personnes qui y ont été soumises, tandis que l'on désigne sous le nom *d'eunuques* ceux auxquels on enleva et les testicules et le membre viril.

Catarrhes (des deux mots grecs *catà*, en bas, et *reín*, couler). Inflammations des membranes muqueuses avec sécrétion et écoulement d'une quantité plus ou moins grande de mucus purulent, comme la *blennorrhagie*, *l'ophthalmie*, et le coriza, ou *rhume de cerveau*, etc.

Cerveau (*cerebrum*) C'est un organe mou, pulpeux, de couleur blanche grisâtre, remplissant presque toute la cavité formée par les os du crâne, donnant naissance à tous les nerfs dits *cérébraux* et *vertébraux*, et étant, conséquemment, le centre des opérations intellectuelles et des actes de la volonté. L'on sait que la moindre lésion de ce viscère, soit par une exostose dans la surface interne du crâne, soit par une periostose, soit enfin par une excroissance des membranes qui l'enveloppent (affections que déterminent quelquefois le virus vénérien), peut entraîner des convulsions, des paralysies, l'épilepsie, la folie et même la mort.

Clavicule (*clavicula* des latins). C'est un os mince et allongé, entrant dans la composition de l'épaule, situé entre *l'omoplate* et le *sternum*.

Clitoris (mot dérivé du verbe grec *cleitorizein*, châtouiller); a cause du plaisir que ressentent les femmes des titillations de cette partie). Organe allongé, plus ou moins saillant, lequel occupe la partie supérieure et moyenne de la vulve, et est, en vertu de son exquise sensibilité, le siége spécial de la volupté chez la femme.

Coeur (*cor* des latins *xrndia* des Grecs). Organe musculeux situé dans la poitrine, composé de deux cavités (*ventricules*), qui chassent le sang dans toutes les parties du corps, et de deux autres, plus petites (*oreillettes*), qui reçoivent le même liquide, à l'effet d'exécuter cette grande fonction connue sous le nom de *circulation*.

Coït (*coïre*, coïter, aller avec). Accouplement, rapprochement des deux sexes.

Cordon spermatique (*funiculus spermaticus*). C'est un cordon composé du canal déférent ainsi que des veines et artères spermatiques, lequel s'étend des testicules à l'intérieur du ventre. (Voyez *canal déférent* et *vaisseaux*).

Crane, (*kranion* des Grecs). Ensemble des os qui constituent la tête proprement dite, et cette boîte osseuse qui renferme le cerveau, le cervelet, etc.

Cubitus, mot latin qui signifie *coude* et qui est employé pour désigner le plus gros des deux os de l'avant-bras, c'est-à-dire, cette partie du bras situé entre la main et le coude. Il est situé à la partie interne de cette portion des membres supérieurs.

D.

Dérivation (*derivare*, détourner.) L'on opère une dérivation quand on détourne le sang, une irritation ou une inflammation dans une autre partie, par exemple, quand on applique un vésicatoire à la cuisse pour détourner une blennorrhagie.

E.

Économie (*oïxia*, famille, et *nemo*, je règle). Nous avons souvent employé ce terme tant pour désigner l'ensemble des organes de l'homme, que pour exprimer les lois vitales qui président à sa formation, son accroissement et le maintien de son existence.

Éjaculation, (*jaculare*, lancer, darder).

L'éjaculation n'est rien autre chose que le passage du sperme des vésicules séminales dans le canal de l'urèthre, pour être delà déposé dans les parties sexuelles de la femme.

Éjection (*ejicere*, chasser). L'on emploie ce mot pour exprimer la sortie des excrémens et des urines.

Épigastre (*epi*, sur, et *gaster*, estomac). L'on désigne ainsi cette partie supérieure et moyenne de la peau du ventre, laquelle correspond à l'estomac. C'est ce que le vulgaire appelle le *creux de l'estomac.*

Erection (*erectio*, l'action de se dresser). L'on dit qu'une partie est en érection, toutes les fois qu'elle passe de la mollesse à un état de solidité par l'accumulation de sang dans les cellules de son tissu érectile, par exemple, la pupille (*prunelle des yeux*), les mamelons, le clitoris, le membre viril.

G.

Gastrite (*gastritis*). Inflammation de l'estomac.

Gland. L'on désigne ainsi (du mot latin *glans*, fruit du chêne), l'extrémité ou la terminaison libre du membre viril. Cette partie porte encore chez le vulgaire le nom de *tête de la verge*.

Glandes (*glandula* des latins, *aden* des Grecs). On emploie ce mot pour désigner des organes mollasses, lobuleux, destinés à tirer du sang certains fluides particuliers, comme le foie, qui prépare la bile ; les reins, qui confectionnent l'urine, et les testicules, qui travaillent la liqueur spermatique.

H.

Humeurs (*humores*). On désigne ainsi tous les fluides ou liquides de l'économie, comme la bile, l'urine, la salive, le lait, le sang, la liqueur prolifique.

Hygiène (*ugieia*, santé). L'on appelle ainsi cette branche de la médecine qui a pour objet la conservation de la santé de l'homme, soit en lui prescrivant des préceptes sur la bonne direction des organes, soit en lui enseignant la manière dont il doit user de toutes les choses qui ont rapport à son existence.

Hymen. L'hymen, mot grec qui signifie *mariage*, *chant nuptial*, *pellicule*, est un terme employé par les anatomistes pour désigner une membrane mince de forme semi-lunaire ou circulaire, laquelle ferme en partie l'orifice du vagin chez les personnes qui n'ont point encore usé du commerce sexuel, ou souffert quelque violence dans cette partie; car l'on conçoit facilement que ce sceau de la virginité chez la femme, peut être détruit par d'autres agens que le membre génital.

I.

Inflammation (*inflammatio*). L'inflammation, que l'on désigne vulgairement sous le nom de *grand feu*, *chaleur*, *échauffement*, consiste ordinairement dans une altération caractérisée par la tension, la rougeur, la chaleur, la douleur et le gonflement de la partie qui en est le siége.

Indolent (*indolens*). L'on qualifie de cette épithète toutes altérations des organes qui n'est accompagné d'aucun sentiment de chaleur ni de douleur.

Injection (*injicere*, jeter, pousser dedans). L'action d'injecter, à l'aide d'une séringue ou de tout autre instrument, un liquide dans une des parties du corps.

Intestins (*intestina*, cachés, intérieurs). L'on désigne sous ce nom cette portion des organes de la digestion qui s'étend de l'estomac à l'anus. C'est ce qu'on désigne vulgairement sous le nom de boyaux.

L.

Lèvres (*grandes*). L'on désigne ainsi

deux replis membraneux et cutanés, couverts de poils extérieurement après l'âge de la puberté, et s'étendant chez les femmes du *mont de venus* au périnée. Leur réunion en avant porte le nom de *commissure antérieure*, celle en arrière s'appelle *commissure postérieure* ou *fourchette*.

Lèvres (*petites*). Ce sont deux petites crêtes membraneuses aplaties transversalement, situées à la partie interne des grandes lèvres, et s'étendant des côtés du clitoris, au pourtour de l'orifice ou entrée du vagin.

Lombes. L'on désigne sous ce nom cette partie postérieure du bas-ventre qui s'étend des dernières côtes au bassin. Le vulgaire l'appelle tout simplement *les reins*.

M.

Mastoïde (du terme grec, *mastos*, mamelle). C'est cette éminence osseuse de l'os des *tempes* qui est située derrière l'oreille externe, et que l'on sent manifestement avec le doigt.

MEMBRANE (*membrana*, petits membres, parties menues). Organes menues, souples, ressemblant à des espèces de toile, et servant ordinairement d'enveloppe aux autres parties du corps, ou tapissant des cavités.

MUCUS. Terme latin qui signifie *morve* et qui est usitée en médecine pour désigner cette matière visqueuse que secrètent les membranes muqueuses,

MUQUEUSES (*membranes*). Les membranes muqueuses sont aux cavités qui communiquent avec l'extérieur ce qu'est la peau à la superficie du corps. Elles ne sont rien autre chose que la continuation de celle-ci, laquelle s'amincit pour pénétrer dans l'ouverture des paupières, dans le nez, la bouche, les oreilles, le vagin, le canal de l'urèthre, le rectum, etc., et former ainsi les muqueuses *ophthalmique*, *nasale*, *buccale*, *auriculaire*, *vaginale*, *uréthrale*, *rectale*.

MEMBRE (*génital* ou *viril*). Cet organe,

que les latins désignent sous le nom de *penis*, *coles*, *priapus*, *mentula*, *veretrum*, etc., est la portion des organes génitaux chez l'homme qui est destinée à porter la liqueur séminale dans le vagin. L'on sait qu'il est essentiellement formée du canal de l'urèthre, et d'un tissu érectile dit spongieux, lequel s'épanouit pour recevoir une plus ou moins grande quantité de sang dans les cellules, à l'effet de produire le phénomène de l'érection, lors des désirs vénériens.

N.

Nerfs (*neuron*, force). Ce sont des organes cylindriques, blancs, naissant du cerveau; de ses annexes et des ganglions sympathiques, à l'effet d'aller se répandre, par des milliers de ramifications, dans toutes les parties du corps, à l'exception seulement peut-être des ongles, de l'épiderme et des poils. Conducteurs du sentiment et du mouvement, ils établissent entre le cerveau et toutes les parties du corps une correspondance intime, qu'on désigne le plus souvent sous le nom de *sympathies*.

Nymphes. Les nymphes ne sont rien autre chose que ce que nous avons fait connaître sous le nom de *petites lèvres* (voyez *lèvres*). On leur a donné ce nom par allusion aux nymphes de la fable, lesquelles, comme l'on sait président au cours des fontaines et des fleuves; parce que l'on avait cru que ces parties n'avaient pour usage que de diriger le cours des urines, tandis qu'elles ont encore pour usage de concourir à l'accouchement par leur dédoublement lors de la sortie de l'enfant.

O.

Œsophage, (*œsophagus* des Latins, *oïsophagos* des Grecs; de *oïo*, je porte, et de *phageîn*, manger.) On désigne sous ce nom un conduit formé de muscles et de membranes, lequel a pour usage de porter les alimens et les boissons du pharynx, ou arrière-bouche, dans l'estomac.

Omoplate (omoplata, *d'ômos*, épaule, et *platus*, large.) C'est le principal os de l'épaule.

P.

Pénis (voyez membre viril.)

Périnée (*perinœum* des Latins, *perineon* des Grecs). Espace entre l'anus et les bourses, chez l'homme, et la vulve, chez la femme.

Péroné, (du mot grec *perone*, une agrafe.) Le plus mince des deux os de la jambe, et situé au côté externe du tibia.

Pharynx (*pharunz*, arrière-bouche, ou gosier.) Voyez *œsophage*.

Phlogose (*phlogosis*, feu, chaleur, inflammation.) Voyez *inflammation*, dont ce terme et synonyme.

Ponction, (*pungere*, piquer, percer.) L'action d'ouvrir une partie malade avec l'instrument, à l'effet d'en faire sortir le liquide qu'il contient.

Polype, (*polypus*, de *polus*, plusieurs, et de *pous*, pieds. L'on désigne ainsi des tumeurs susceptibles de se développer dans les membranes muqueuses, et que les premiers pathologistes avaient comparées aux *polypes*, *zoophytes* ou *animaux-plantes*.

Prépuce, (*prœputium*, de *prœ*, en avant, et de *puto*, je coupe ; parce que les juifs coupent la partie antérieure de cet organe aux nouveau-nés). C'est ce prolongement de la peau du membre viril qui recouvre le gland chez la plupart des individus, et qui lui laisse une ouverture en avant, tant pour la sortie des urines, que pour sa rétrocession vers la couronne du gland pendant l'acte de la copulation.

Prolifique (*prolificus*, de *ferre*, porter, et de *proles*, progéniture). Doué de la propriété d'opérer la conception.

Prostate (*prostata*, de *prostates*, qui préside, est placé devant). Glande assez volumineuse qui entoure en partie le col de la vessie, et le commencement du canal de l'urèthre.

Prurit (*pruritus* , *prurigo*). Démangeaison vive.

Pudendum (chose dont on doit rougir). Les premiers anatomistes, non pénétrés qu'il n'est rien que de noble dans toutes les productions de l'auteur de la nature, désignèrent sous ce nom l'ensemble des parties externes de la génération chez la femme, et quelquefois aussi chez l'homme.

Pus (*pus*, *puon*). L'on appelle ainsi une matière plus ou moins liquide d'un blanc opaque ou jaunâtre, produit par ce genre de maladies connues sous le nom d'inflammations.

R.

Radius, terme latin qui signifie rayon et qui est usité pour désigner le plus mince et le plus externe des deux os de l'avant-bras.

Rectum (droit). C'est le dernier des intestins.

Reins (*renes* des Latins, *nephroï* des

Grecs). Ce sont deux glandes de couleur rouge-obscure, ayant la forme d'un haricot, situées l'une à droite et l'autre à gauche dans le bas-ventre, et ayant pour usage de préparer les urines.

S.

Sanguinolent (*sanguinolentus*). L'on dit qu'une matière est sanguinolente, lorsqu'elle offre une teinte de sang.

Sebacée (*matière*). Cet adjectif, qui dérive du terme latin *sebacus*, est spécialement usité pour qualifier la matière muqueuse préparée par la membrane du conduit interne de l'oreille.

Sperme (*sperma*, semence). C'est la liqueur lancée par l'homme pendant l'acte de la copulation.

Sternum (*os pectoris* des Latins, *sternon* des Grecs.) Os situé à la partie antérieure et moyenne de la poitrine.

Squirre (*skirros*, un morceau de marbre). L'on appelle ainsi des tumeurs dures, indolentes, sans changement de couleur à la peau, lesquelles sont susceptibles de dégénérer en *cancer*, dont elles sont le premier degré.

SYMPATHIES (*sun*, ensemble, et *pathos*, affection). L'on désigne sous le nom de sympathies les divers rapports de sentiment et d'action qu'ont entr'eux des organes plus ou moins éloignés les uns des autres. (Voyez nerfs).

T.

TEMPORAL (*tempus*, tems). Os des tempes, c'est-à-dire, cette partie de la tête dont les cheveux blanchissent les premiers par les progrès de la vie.

TESTICULES (*testiculus*), petit témoin). Ce sont les deux glandes situées dans les bourses, et qui ont pour usage de préparer le sperme, ou liqueur fécondante.

TIBIA, mot latin qui signifie *flûte*, et qu'on emploie pour désigner le plus fort et le plus interne des deux os de la jambe.

Titillation (*titillare*, titiller, châtouiller). L'action de châtouiller.

Trachée-artère (*traxus*, âpre, et *arteria*, artère). Conduit destiné à transmettre l'air de la bouche dans les poumons pendant l'acte de la respiration.

Tumeur (*tumor*, gonflement). Toute éminence (*grosseur*) contre nature.

U.

Uretères (d'*ouron*, urine). Ce sont deux conduits membraneux, ayant pour usage de porter dans la vessie l'urine préparée par les reins.

Urèthre. Voyez membre viril.

V.

Vagin (*vagina*, gaîne, fourreau.) C'est un canal membraneux situé entre la matrice et la vulve, au milieu de laquelle il vient s'ouvrir.

Vaisseau (*vas*). Canal membraneux, charriant quelque fluide, comme le sang, la lymphe, etc.

Vaisseaux artériels ou *artères*. Ceux qui portent le sang du cœur dans toutes les parties du corps.

Vaisseaux veineux ou veines. Ceux qui rapportent le sang de tous les points de l'économie vers l'organe central de la circulation, c'est-à-dire, le cœur.

Vaisseaux lymphatiques ou absorbans. Canaux très-minces, diaphanes, naissant de la surface des membranes, de l'extérieur et du tissu de tous les organes sans exception, dans lesquels ils déposent un fluide connu sous le nom de lymphe, et d'où ils le pompent, ainsi que certains autres liquides, pour les porter dans le torrent de la circulation.

Vessie (*vesica* des Latins, *custis* des Grecs). C'est un réservoir musculo-membraneux, situé dans les parties inférieures du bas-ventre et destiné à contenir l'urine hors le tems de son éjection.

VERGE. Voyez membre viril.

VISQUEUX (*viscosus*). Gluant.

VÉSICULES SEMINALES. Ce sont deux petites vessies situées dans le bas-ventre, de chaque côté du canal de l'urèthre, ayant pour usage de contenir le sperme hors le tems de l'éjaculation.

VULVE (*vulva*). Ensemble des parties génitales externes chez la femme, lesquelles sont, en procédant de devant en arrière; 1°. le *mont de vénus*, ou cette partie saillante, correspondante au pubis, et qui se couvre d'une grande quantité de poils à l'âge de la puberté; 2°. la *commissure antérieure des grandes lèvres*; 3°. le *clitoris*; 4°. les *nymphes*, ou petites lèvres; 5°. le *méat urinaire*, ou orifice externe du canal de l'urèthre; 6°. l'*orifice vaginale* ou terminaison externe du vagin; 7°. la *commissure postérieure* des grandes lèvres, ou fourchette. L'on désigne sous le nom de *coroncules myrtiformes* les débris de la membrane hymen, par la défloration.

FIN.

TABLE

DES MATIERES.

Page.

Considérations générales sur la syphilis 1
Moyens hygiéniques 15
Moyens pharmaceutiques . . . 16
Méthode plus simple et plus facile de guérir les maladies vénériennes 19
Manière de s'en servir 29
Moyens chirurgicaux 30
Intérieurement 41
Extérieurement 42
Intérieurement . . . . Ibid.

Page.

Extérieurement . . . . Ibid.
Blennorrhagie 48
Moyens hygiéniques 72
Moyens pharmaceutiques . . . 76
Moyens chirurgicaux 84
SECTION PREMIÈRE, *Variétés et accidens de la blennorrhagie* 91
SECTION DEUXIÈME, *Ulcères ou chancres* 113
SECTION TROISIÈME, *Bubons ou poulains* 118
SECTION QUATRIÈME, *Pustules, boutons, taches à la peau.*
SECTION CINQUIÈME, *Excroissances ou végétations syphilitiques* 124
SECTION SIXIÈME, *Douleurs ostéocopes* 126
SECTION SEPTIÈME, *Exostose vénérienne* 127
SECTION HUITIÈME, *Nécrose.* 129

Page.

Section neuvième, Céphalée vénérienne 130

Section dixième, Carie 132

Section onzième, Alopécie . . 134

Section douzième, Rhumatismes, goutte 136

Section treizième, Le carreau, la lèpre, le rachitis et la phthisie pulmonaire ne sont-ils pas aussi quelquefois déterminés par le virus syphilitique . . . 137

Section quatorzième, Scrofules. 138

Section quinzième, Teignes, gale, dartres 139

Appendice à l'ouvrage 147

Le petit formulaire des personnes affligées de la maladie vénérienne 151

Dictionnaire explicatif des termes techniques employés dans cet ouvrage 177

FIN DE LA TABLE.

www.ingramcontent.com/pod-product-compliance
Ingram Content Group UK Ltd.
Pitfield, Milton Keynes, MK11 3LW, UK
UKHW012025240726
13965UKWH00002B/583

9 782013 463805